中医师承学堂
经方学堂书系

胡希恕经方医学

（第一辑）

胡希恕名家研究室编

本辑主编　冯学功

全国百佳图书出版单位
中国中医药出版社
·北 京·

图书在版编目（CIP）数据

胡希恕经方医学 . 第一辑 / 胡希恕名家研究室编；

冯学功本辑主编 . —北京：中国中医药出版社，

2021.2

ISBN 978-7-5132-6570-6

Ⅰ . ①胡… Ⅱ . ①胡… ②冯… Ⅲ . ①经方—临床应

用 Ⅳ . ① R289.2

中国版本图书馆 CIP 数据核字（2020）第 253776 号

中国中医药出版社出版

北京经济技术开发区科创十三街 31 号院二区 8 号楼

邮政编码 100176

传真 010-64405721

山东临沂新华印刷物流集团有限责任公司印刷

各地新华书店经销

开本 710×1000 1/16 印张 7.5 字数 120 千字

2021 年 2 月第 1 版 2021 年 2 月第 1 次印刷

书号 ISBN 978 – 7 – 5132 – 6570 – 6

定价 29.00 元

网址 www.cptcm.com

社 长 热 线 010-64405720

购 书 热 线 010-89535836

维 权 打 假 010-64405753

微信服务号 zgzyycbs

微商城网址 https://kdt.im/LIdUGr

官方微博 http://e.weibo.com/cptcm

天猫旗舰店网址 https://zgzyycbs.tmall.com

如有印装质量问题请与本社出版部联系（010-64405510）

目 录
CONTENTS

开篇语

当前，回归经典、尊崇仲景、学用经方已经成为中医界涌动的春潮。尽管就《伤寒杂病论》而言，大凡系统学过中医者并不陌生，但是否真正掌握尤其是学会应用则又另当别论。一个不容回避的事实是：目前临床应用仲景方也就是经方者尚少，说明真正熟练掌握经方者并不多见，经方巨大的价值还没有得到充分的发挥。如何才能学好经方？换句时下的话来说，学习经方的良好路径是什么？这是一个具有现实意义的重大问题。

2013年3月，北京市海淀区卫生系统开始实施"中医经方进社区工程"，该项目为北京市中关村科技园区海淀园管委会与海淀区区政府公共服务委员会专项经费支持项目，以海淀区社区中医师为培养对象，由北京中医药学会仲景学说专业委员会组织工作在临床一线的经方专家授课，旨在提升社区医生的经方应用水平，为居民提供高效、规范、安全、价廉的中医服务。目前已完成近百人次的培训，因内容贴近临床，易学易懂，实用性强，受到大家的欢迎。学员们在短短的学习时间里，已经对经方治病的理念有了全新的认识，并且在边学边用的过程中，初步感受到了经方的魅力与神奇，更为重要的是，由此开辟了一条洞悉中医世界，可以直达堂奥的快捷路径。

长期以来，中国中医药出版社刘观涛先生致力于中医学术特别是经方学术的出版与传播，成绩斐然，影响广泛。在耳闻目睹海淀区经方培训班良好的效果后，他有意把经方培训班的授课内容以经方丛刊的形式结集出版，并以此为契机，陆续把经方界相关学习资料介绍给大家，这也就是《胡希恕经方医学（第一辑）》丛刊的由来。《胡希恕经方医学（第一辑）》承载着经方人传承经方、发展经方的梦想，相信通过大家的努力与付出，由学堂传递出来的高质量的经方学习资讯，一定有助于心仪经方者找到一条学好经方的路径，提升自我，惠及民众。

感谢关注经方、热爱经方、支持经方、传播经方的各位专家学者及社会各界朋友！

北京中医药学会仲景学说专业委员会主任委员

北京中医药大学教授、博士生导师　　　　冯学功

2020 年 1 月 20 日

经方之路——学习中医的良好路径

冯学功

（北京中医药学会仲景学说专业委员会主任委员，北京中医药大学教授、博士生导师）

各位专家、各位同道：

大家好！现在中医界从行政管理部门到各医院，都非常重视临床路径问题。之所以引进、研究、运用这种诊疗管理模式，就是为了要寻求最有效、最经济、最安全的治病方法。那么学习中医有无比较快捷的路径？我想是有的，今天我就与各位谈一下我自己关于这个问题的思考。

现在我问大家一个问题：一年四季中你最喜欢哪个季节？可能大部分同志会选择春天，为什么？因为春天万物萌动，生机勃发。如果用早晚来描述春天，有这么几个词：早春二月，阳春三月，晚春四月。唐朝大诗人白居易在晚春四月去庐山香炉峰大林寺游览，看到山下平原地区接近初夏的桃花已经凋零残败，可大林寺的桃花却正在盛开，好像春天会捉迷藏一样，从山下躲到山上来了。于是诗兴大发，留下了一首脍炙人口的千古佳作："人间四月芳菲尽，山寺桃花始盛开。长恨春归无觅处，不知转入此中来。"由此，我想到了关于如何寻找"中医春天"的话题。

3

一、何处寻找中医的春天

我们知道，历史上名医辈出，中医学为中华民族的繁衍昌盛作出了巨大的贡献。远的不说，新中国成立后的一批名医想必大家也是耳熟能详，他们不但为一般百姓治病，为党和国家领导人治病，还出国为其他国家的元首治病。可以说中医有着辉煌的过去，美好的春天。可曾经美好的春天现在是什么样子呢？看看吧，目前的中医医院从总体上来看生存是艰难的，有些中医大夫不是靠中医本身生存，而主要是开西药、输液等，最后至多再搭配上几付中药汤剂。到底起多大作用，谁也不知道。2003 年《医学与哲学》上有一篇文章，说中医教育没有培养出中医人才。文章作者曾于 2000 年对河南中医学院 1999 届中医专业毕业生做过从事专业情况的调查，结果显示：从事医疗卫生工作者占 40%；在中医类单位者占 20%，在中医临床第一线又能主要运用中医技能诊治病人者只有极少数几个人，占 2%。多么令人尴尬的一组数据。曾听朋友说起他们当年在中医学院时 1 个年级，2 个班，100 多人，10 多年后聚会，干中医者已经是屈指可数了。为什么中医会出现这样的局面？那曾经的春天哪里去了？如何去寻找中医的春天？经过多年来的学习实践，我个人认为：循着经方之路，也许可以找回中医的春天。

二、何谓经方

谈到经方，首先要明确的一个问题是经方的概念。原先我曾经想当然地认为：经方就是指的张仲景的方子。可一次与一位专家交流时，我说我现在主要在用经方，他说他也是，经常开补中益气汤之类的。听到这里，我感觉问题来了：虽然我们都在谈着经方，

胡希恕经方医学（第一辑）

经方之路——学习中医的良好路径

但我们说的却是不一样的内容，没法交流。那么究竟什么是经方呢？还是让我们追根溯源地看看吧。

"经方"这个词最早出现在东汉中期史学家班固所著的《汉书·艺文志·方技略》："经方十一家，二百七十四卷。经方者，本草石之寒温，量疾病之浅深，假药味之滋，因气感之宜，辨五苦六辛，致水火之齐，以通闭结，反之于平。"主要说的是经方治病的道理，药物的寒温，病位的浅深，从这里面已经看出八纲的雏形了。清代有一个医家尤在泾，写了一本研读《金匮要略》的心得，名为《金匮要略心典》，请当时的名医徐灵胎作了个序，序中写到："唯仲景则独祖经方而集其大成……唯此两书，真所谓经方之祖。"这里面有经方的说法，并说张仲景本人及张仲景的书，都是尊崇经方、研究经方、应用经方的，是经方的源头。《辞海》中有经方的概念："经方，中医学名词，古代方书的统称，后世称汉张仲景的《伤寒论》《金匮要略》等书中的方剂为经方，与宋元以后的时方相对而言。"《中医大辞典》应该是中医界有名望的人士编撰的，有一定的权威性。它是这样写的："汉以前的方剂称经方。其说有三：①后汉班固的《汉书·艺文志》医家类记载经方十一家，这是指汉以前的临床著作。②指《素问》《灵枢》和《伤寒论》《金匮要略》的方剂。③专指《伤寒论》《金匮要略》所记载的方剂。一般所说的经方，多指第三说。"大家看看，一个是说汉以前的临床著作，与班固的记述差不多；再者是说《内经》与《伤寒论》《金匮要略》"上的方子。大家知道，《内经》中仅有很少几个方子，除了半夏秫米汤现在有的专家在治疗失眠时偶尔使用外，其他几乎很少被人提到。《内经》中主要讲人体生理、病理、治则、治法、养生等内容，作为医家如仅看《内经》，就药物治病来说，还远远不行，治不了病，必须看方书才行；这样一来，经方也就指的是第三说了，也就是专指《伤寒论》《金匮要略》所记载的方剂。

目前活跃在临床一线的经方家又是如何看待经方概念的？

冯世纶先生说：经方，是以方证理论治病的医药学体系。其代表著作是《神农本草经》《汤液经法》《伤寒论》。所谓方证理论是指方药组成和适应证以八纲六经为主要理论，求得方证对应治愈疾病的理论。这个概念有特色，其关注点不仅是方子，更重要的是方子背后的理论体系，认为经方治病的理论是以六经八纲、方证对应的体系。

黄煌先生则认为：经方是中医经典配方的简称，是数千年临床经验的结晶，是中医得以延续至今的临床技术的核心。其范围略宽泛一点。

再有一种说法，即认为历代的名方都是经方。这种说法我难以苟同。一个概念有它的内涵与外延，内涵即一个事物有别于其他事物的特性、品质，外延即是这个概念适应的范围。如果说历代的名方就是经方，则外延太大了，什么都是与什么都不是一样。再说，适应范围太宽泛了，内涵也就没有了。所以说"历代的名方都是经方"从概念上来说是不行的。

说了这么多，我是如何认识这个问题的？我认为：经方就是指《伤寒论》《金匮要略》中所记载的方剂。在当时应该算作经验方，经过历朝历代无数医生的应用，早已经从经验方成为经典方了，可以简称为经方。换言之，从便于研究的角度也应该限定一个范围，也就是划个圈，不然没法研究。

之所以对经方概念有不同的认识，这是因为认识经方、学习经方的路径不同，对经方背后理论体系的不同认识所造成的。看看日本汉方医家，他们是"拿来主义"，只要好用就行。你看他们与你讨论经方的概念吗？他们用先进的制药技术，制造出了优良的汉方成药，不但自己应用，还销往世界各地。所以我认为：讨论经方的概念其实没有太大必要。认为经方的概念不清，什么都做不了，是典型的"空谈误国"。我们目前最紧要的任务是把张仲景传下来的方子学习好、研究好、应用好，充分发挥它应有的价值就可以了。这点是最关键、最重要的。

三、经方的特点

2013 年 8 月 15 日，《中国中医药报》刊载了我的一篇诗作：《传承经方，成就梦想》。其实我并不是作家，也不是诗人，充其量只是一个诗歌爱好者。为什么能写出一篇还算说得过去的诗？这是因为经方给了我太多太多，感动了我，感染了我，让我有感而发，一吐为快。那么经方到底有什么特点让我如此满怀激情？下面就让我与大家一起探讨。

（一）药简价廉

《伤寒论》113 方，《金匮要略》262 方，除去重复，共计 178 方，用药 151 味。方子不多，药味也不多。因为统计的方法不一样，可能具体数据有一些差异，但方子少、药味少是肯定的。你看看，药味在 7 味以下的方子占总数近 90%，5 味以下的占总数的 70%，1 味的有 14 首，2 味的有 38 首，3 味的有 48 首，4 味的有 41 首，5 味的有 37 首，6 味的有 21 首，7 味的有 25 首，8 味及 8 味以上的仅 28 首。方子小，又没有什么贵重药，所以药简价廉是经方的一个显著特点。这一点在今天中医界"大处方满天飞、贵重药经常用"的情况下，显得弥足珍贵。

我们曾看了一位老妇人，重度抑郁症。失眠、口渴、大汗、忽冷忽热，大热天冷起来需要盖棉被。请名医治疗，处方药物渐达 56 味。这 56 味药的方子是电脑打印的，1 张打不完，需要两张才行，7付药1000多元，治疗3个月，少效。到我们这里就诊，我们考虑是寒热错杂的厥阴病，处以经方柴胡桂枝干姜汤。柴胡桂枝干姜汤几味药？7味。7付药才100多元钱，治疗了10余天就明显好转了，冷起来不用盖棉被了。原来患者只能躺着听听收音机，现在体力好了，能坐起来看电视了。前后中医治疗的性价比，可以说是天壤之别。

《健康报》上曾经刊文《中药大处方何时了》，历数大处方的危害：严重浪费药源，增加经济负担，戕伐身心健康，糟蹋中医形象，悖逆仁慈恻隐。北京的《京华时报》也登载了文章：《中药变成贵族药的担忧》。确实不少地方有这种倾向：原来是穷人吃中药（曾几何时，一根银针，一把草药，就解决了很多农民群众的健康问题），现在倒过来了，富人才能吃得起中药。就算有"医保"，政府也不能全部承担。所以，药简价廉的经方，对规范医疗行为、减少医疗支出就显得特别重要了。

（二）配伍严谨

举个大家都非常熟悉的经方——桂枝汤为例。桂枝汤由五味药组成：桂枝三两、芍药三两、甘草二两（炙）、生姜三两、大枣十二枚。治疗太阳中风表虚证。如果在桂枝汤原方基础上，把芍药加到六两，就是桂枝加芍药汤，治疗太阴病腹满时痛者；如果把桂枝汤原方中的芍药去掉，成为桂枝去芍药汤，治疗"太阳病，下之后，脉促胸满者"；如果把桂枝汤原方加上葛根四两，就是桂枝加葛根汤，治疗太阳中风兼颈项强直不舒者；如果把桂枝汤原方加炮附子一枚，则是桂枝加附子汤，治疗"太阳病，发汗，遂漏不止，其人恶风，小便难，四肢微急，难以屈伸者"。

从这些方中我们可以看出，仲景方配伍是多么严谨，增加剂量，减少剂量，增一味药，减一味药，治疗的病证均有不同。为什么加量，为什么减量，为什么加这味药，为什么减这味药，都有明确的依据或说法。经方不是不可以动，而是要动必须有动的理由。相对而言，今天我们好多中医大夫靠堆药、围药治病，一说头痛就加天麻、川芎、白芷、蔓荆子，一说纳呆就加神曲、麦芽、山楂、鸡内金，一说腰痛就加杜仲、牛膝、寄生，一说高血压就是天麻钩藤饮，一说偏瘫就是补阳还五汤，等等。不是说腰痛不能开杜仲、牛膝、寄生，而是说开之前总得辨个寒热虚实吧。大约三万年前北京地区周口店的古人已经知道爱美了，他们把美丽的贝壳钻上眼，用绳子穿起来戴上。今天我们已经远离了仲景时代处方的严谨规范，堆砌药物似乎成了痼疾，并且不是个别现象了。这就好像把本来美丽的贝壳杂乱无章地堆积起来，毫无美感可言，今天的人对美的理解与把握竟然还不如三万年前的古人了。学习仲景，返璞归真，有着很强的现实意义。

（三）注重胃气

注重胃气或者说保胃气，是经方重要的特点。举例来说，桂枝汤证因汗出较多，耗伤津液，正气不足，不能驱邪外出。如何生津液？仲景是采取健胃的方法。因为《素问·评热病论》认为"人所以汗出者，皆生于谷，谷生于精……汗者，精气也"，是说谷气变成精气之后才能为汗，要想汗源充足，必须胃气正常。桂枝汤由五味药组成，分析方中药物，桂枝辛甘健胃，生姜味辛开胃，《论语》载孔夫子言"不撤姜食"，食不离姜。这两味药都有健胃开胃的作用。同时配合甘草、大枣纯甘之品，甘入脾，能补脾健胃。故桂枝、生姜味辛之品，再配合甘草、大枣，则起到补益胃气的作用。芍药防发散太过进一步伤正。这五味药配伍，既能发汗解表，更能保胃健胃，安中养液。用于桂枝汤证，由于精气不足、虽汗出而邪不去者，可起到亢进卫气，增强精气，发汗解肌的作用。还有一点需要注意的是：服桂枝汤后"需啜热稀粥一升余，以助药力"，其量比服桂枝汤仅一升还要大一些。为何如此？这里正是《内经》中汗生于谷思想的进一步运用，药用辛甘性温之品鼓舞胃气，再啜粥补充化源，如此则精气充足，正气强盛，再一有汗，表邪即解。仅从药后啜粥调摄一点，就可以看出仲景临证时对胃气是何等重视！还有，白虎汤中有大寒的石膏，再配以粳米六合以保胃气，白虎加人参汤证，是在津液大伤，大渴，舌上干燥而烦的情况下，加人参保胃气生津液。在误治坏病的情况下，也是通过保胃气、温阳气生津液的。如第29条所述，在表证轻微，津液已伤，里热渐盛的情况下，再用桂枝汤发表，以致津液大伤，出现"得之便厥，咽中干，烦躁，吐逆"等危急表现，仲景是如何治疗的？用甘草干姜汤以复其阳！需要说明的是：仲景此处所说阳气与《内经》中的阳气不一样，按著名经方家胡希恕先生的解释，此处阳气指的是津液。

上述种种，都体现了经方注重保胃气的思想。保胃气以达邪，是经方治病一个很重要的理念。从今天临床来看，远离仲景保胃气思想的太多了，可以说是比比皆是。一看到口干、舌红少苔，就认为阴虚津亏，马上就开上生地、玄参、麦冬、石斛等等，丝毫不考虑胃气是否不足。需要明白的是：西医对伤津液的可以直接输液以补充津液，而中医不能这么做，因为养阴之品并不能直接化生津液，必须靠胃气运化才能发挥作用。如能按照仲景之法，对胃气不足阴虚津亏的，从救阴的根本着手，保胃气，使胃气强健，化生精气，生发阴津，津液自然可以恢复。

（四）将息有法

将息就是调理、调摄、调护。大家看看桂枝汤后面列的煎服及禁忌和将息法。"上五味，咬咀三味，以水七升，微火煮取三升，去滓。适寒温，服一升。服已须臾，啜热稀粥一升余，以助药力。温覆令一时许，遍身絷絷微似有汗者益佳，不可令如水流漓，病必不除。若一服汗出病差，停后服，不必尽剂；若不汗，更服，依前法；又不汗，后服小促其间，半日许令三服尽；若病重者，一日一夜服，周时观之，服一剂尽，病证犹在者，更作服；若汗不出，乃服至二三剂。禁生冷、黏滑、肉面、五辛、酒酪、臭恶等物。"我数了一下，五味药的桂枝汤，后面有 156 个字来描述如何煎药，如何服药，服药的频次，发汗的程度，饮食宜忌等，非常详细。要知道仲景时代造纸术虽改进了，但并不普及，一般人写字还是要刻在竹板子（也就是竹简）上的，可以说惜字如金。为什么不厌其烦地说这些，就是因为这些直接关系到服药后的疗效。我们现在对这些关注少了，好像把药方一开就可以了，但如果不注意这些细节的东西，恐怕疗效就会大打折扣的。

（五）安全性高

经方中有些药如麻黄、桂枝、附子、干姜、细辛、大黄等，峻猛燥烈，容易让人认为经方副作用大。现代有研究认为：东汉时一两大约是今 15.625g，如照这个剂量用药，那更是可怕。

以麻黄汤为例："麻黄三两、桂枝二两、甘草一两（炙）、杏仁七十个，上四味，以水九升，先煮麻黄，减二升，去上沫，内诸药，煮取二升半，去滓，温服八合。覆取微似汗，不须啜粥，余如桂枝法将息。"如果我们把麻黄汤的剂量用上述东汉时的度量衡加以还原，生麻黄就是 45g，确实有些担心。但我们只看到麻黄汤的组成与剂量，不注意其煎服法就望而生畏，就不敢用，是不行的。你看麻黄汤后面说的煎药只是一遍，这与我们现在煎二遍的方法不一样。有研究表明：中药煎煮一次最多能将药中有效成分提取 45%，第二次煎煮能提取药中有效成分的 45% ～ 50%。再就是服法，麻黄汤煎好后是二升半，服八合，只是大约服了三分之一。是不是再服，要看病人服药后的反应，即如桂枝法将息。看看服桂枝汤后如何将息的："若一服汗出病差，停后服，不必尽剂。"也就是病好了就不用再服了，剩下的药就不要了。如果服第一次后不好，就再服，甚至增加服药频次、缩短服药时间等。为保证用药的安全性，生姜、大枣等解毒健胃之品成了仲景方的常用药。有人统计《伤寒论》113方中，用生姜者37首，用大枣者40首，生姜、大枣同用者33首。为什么这么寻常的几乎每天都吃的调味药，成了经方重要的配伍用药，除了其药性外，更重要的是它们有解毒缓急的作用。

了解了经方的煎服法、配伍特点，再加上用药时注重方证对应，所以用经方是安全的，大量的临床实践也证明了这一点。

（六）疗效卓著

这是经方主要的特点。一般说经方药简价廉，但如果效果不好，再便宜、药味再少，这样的方子又有什么用？如果大方子能治病，一吃就好，那我们就不用经方了，就都去学开大处方了，不管是56味药还是65味药。关键是大处方疗效并不好，而药简价廉的经方却有良好的疗效，所以疗效卓著是经方的显著特点，也是主要的特点。关于经方的疗效，易水学派创始人张元素曾说："仲景药为万世法，号群方之祖，治杂病若神。"岳美中先生也曾经有"非经方不能治大病"的说法。有个词叫"效如桴鼓"，经常用来描述经方那神奇的疗效。如果这些都只是传说的话，那下面我就说说我自己用经方的经历。

2009年10月份，我在四川地震灾区什邡市中医医院参加援建工作。当时学用经方劲头十足，在专家门诊上开的方子几乎都是经方。有两个感受：一是农村人的病好治，因为他们很少吃药，实在不行了才去医院看病，基本是原生态的病，所以吃点药就好。不像城里人，天天吃那么多药，譬如扩血管，都到了极致了，再取效是比较难的。第二个感受是经方疗效好，好得都出乎我的意料。

如一患者头顶发热、头晕，服天麻钩藤饮无效。因为每日下午发作，到晚上才慢慢缓解，我认为发作有节律性，就开了个小柴胡汤，没想到五付药后病情已去大半。一女性患者28岁，本身就是学医的，腹胀明显，曾吃了很多理气健脾药无效。我看她口唇干燥，手脚凉，就开了个温经汤，不想几付药后就好了。一个病人有慢性胃炎病史四年，常胃胀，伴嗳气，口干舌燥，需睡前放一节甘蔗在床边，夜间起床吃甘蔗数口后口干才好转。我认为是少阳病，服小柴胡汤加枳实很快就缓解了，夜间不再需要吃甘蔗了。这样的病例太多了。以至来找我就诊的患者，不仅是什邡当地患者，还有周边其他地市的。三个月的援建工作快结束时，闻听我们要走的消息，有的病人在表达挽留之意时，说着说着眼泪就流下来了。是灾区人民经过地震劫难后情感变得脆弱了吗？不是，因为我们确实帮他们解决了病痛。

临行前最后一次门诊，看到大雾中排队候诊的病人，我的心里是激动的，心想被人需要才是真正的幸福。更让我感动的是：一群病人带着当地的土特产、鲜花、锦旗，并把当地电视台也请来了，为我送行。这是何等的幸福与荣耀呀！为什么如此？一位病人的话说出了个中缘由：我在灾区解决了一批疑难病证。这些都是什么带来的？经方！所以，我想到四川不仅是麻辣火锅飘香，经方也在这里大行其道，广受欢迎。于是有感而发，写了一篇文章——《经方在灾区飘香》，很快就在《中国中医药报》刊发了。

我原本从事中医多年，感觉中医并没有给自己带来多少自信，更谈不上尊严了。在灾区应用经方的经历，让我彻底颠覆了这种看法，感觉把中医学好了，照样能解决大量问题，其中很多是西医没法解决的问题。所以我总结了四句话：经方给了我自信，经方给了我自尊，经方给了我幸福，经方给了我未来。我也由此认识到：每门行业都有它的核心技术，中医学的核心技术就是《伤寒论》，《伤寒论》的核心技术就是经方，只要掌握了经方，就是掌握了中医的核心技术，就能立于不败之地。

（七）方证对应

方证对应是经方最根本、最核心的特点。经方药简价廉，却疗效卓著，就是因为它的诊疗模式是独特的，临证处方时特别强调方证对应。

说起方证对应，可能很多同道都了解一些，并且有自己的看法。如有的人认为方证对应其实就是对号入座，太简单了，太小儿科了，不上档次。有的人认为方证对应是少数派，难登大雅之堂。甚至有的专家认为经方这样的古方不能治今病，因为时代变了，环境变了，气候变了，饮食结构变了，体质变了。初听起来，好像有一定的道理，仔细一分析却有些荒谬。从古至今虽然各方面情况有了很大的变化，但反映到病性上仍然不过是寒热虚实的变化。如以前吃不饱，穿不暖，社会动荡不安，天天为生存劳作、奔波。现在却天天大鱼大肉，冬有暖气，夏有空调，体力劳动大大减少，生活稳定安逸。这些在以前的发病可能是属寒的多，属虚的多，现在发病属热的多，属实的多，仅此而已。再说了，古人吃大黄腹泻，现代人吃大黄照样腹泻。所以说古方不能治今病的说法是站不住脚的。

前面已经说过了，我学用经方后收获了太多太多，我们这个团队（北京中医药学会仲景学说专业委员会）里边的专家大部分比较年轻，有的也就30岁，但已经是各个医院有名的经方专家了，有大量的患者群。我们经常出去交流开会，看到的是很多年轻的同志苦学中医多年，不能入门，自从踏上经方之路后，疗效大增，信心满满。由衷地感激经方，感激仲景。为什么有人看不上经方，认为以方证对应为特色的经方是小儿科？为什么有的却非常热爱经方，认为经方给他们带来了希望与未来？这冰火两重天的差异从何而来？要想回答这个问题，就需要对方证对应进行认真的研究，下面让我们看看方证对应是怎么一回事吧。

1. 何谓方证对应

方即方剂，这里的方剂一定是经方、名方、验方。不能说随意组个方就来研究方证对应，一定是成熟的方子。证，即证候。方证是临床应用某一方剂的证据或指征，是方剂的主治病证。方证对应，又名方证相应，是指方剂的主治病证与患者所表现出来的主要病证或病机之间存在着契合对应关系。

方证对应中"证"的内涵是什么？我认为至少应该包括下面这些内容：主症或证候要素或特异性症状或症候群，体征（含腹诊、体貌特征等）。在这些都不能达到方证对应时，此时的"证"应该上升到病机这个层面了。谈经方不讲病机是不行的，从病机角度着手，也是达到方证对应的重要方法，下面就举例加以分析。

（1）主症或症候群

《伤寒论》第 13 条："太阳病，头痛，发热，汗出，恶风，桂枝汤主之。"只要见此症候群的就用桂枝汤，别无选择，也没有什么可以替代的。出现寒热往来、胸胁苦满、默默不欲食、心烦喜呕、口苦、咽干、目眩这一系列表现的，一定是小柴胡汤证，治疗用小柴胡汤。《金匮要略·肺痿肺痈咳嗽上气病脉证治第七》这样论述："咳而上气，此为肺胀，其人喘，目如脱状，脉浮大者，越婢加半夏汤主之。"病人在喘的同时目如脱状，有临床意义吗？请看经方家冯世纶教授经治的这个病例。患者倪某，男，60 岁。2009 年 2 月 23 号初诊。咳喘反复发作 3 年，复发 3 天。患者于 3

年前患咳喘，被诊为支气管哮喘，用西药解痉平喘后缓解。此后反复发作，用平喘药均有效。3 天前咳喘又发，不能平卧，先后在多家医院用中西药物治疗，咳喘不能缓解。刻诊：喘咳重，咳甚则少腹拘挛疼痛，咯痰少，或见少量白黏痰，目胀头痛，口干苦多饮，大便日三行，能成形，小便调。舌淡红，苔白微剥，脉弦细。有银屑病病史 50 年。患者在喘的同时，诉说眼睛有要突出来的感觉。冯老主要根据这一点，以越婢加半夏汤加味治疗，结果服药后 45 分钟喘憋大减，能平卧，不需吸氧。继续服药 6 剂，喘憋完全缓解。这个抓主症的典型病例，可以说效如桴鼓。我总结了一下，写了一篇名为《经方治喘效快捷，方证辨识是关键》的文章，发表于《中国中医药报》。

（2）腹诊、体貌特征

《伤寒论》第 13 条："伤寒六七日，结胸热实，脉沉而紧，心下痛，按之石硬者，大陷胸汤主之。"大结胸病的主证除心下痛外，有重要的体征，即心下"按之石硬"，这个就不是一般的硬了，临床有重要参考价值。再看看血痹病。《金匮要略·血痹虚劳病脉证并治第六》："问曰：血痹病从何得之？师曰：夫尊荣人骨弱肌肤盛，重因疲劳汗出，卧不时动摇，加被微风，遂得之。但以脉自微涩，在寸口、关上小紧，宜针引阳气，令脉和紧去则愈。""尊荣人"是什么意思？就是天天养尊处优，吃的多，活动少，大腹便便的达官贵人。虽然看着比较壮，但动则汗出，气喘吁吁。这样的人可能腹部大，但按上去应该是软的，有时像棉花一样，没有什么抵抗感。这种情况下用黄芪，用黄芪桂枝五物汤，就没问题，容易取效。如果腹部大，按上去比较硬，就不是黄芪的适应证，如果用就容易产生副作用。

（3）病机

"伤寒脉结代，心动悸，炙甘草汤主之。"（第 177 条）这一条论述是简单的，如果仅见了心动悸、脉结代就用炙甘草汤，肯定不行，必须分析方子背后的病机。看看炙甘草汤组成：既有甘草、人参、桂枝、生姜、大枣这些益气温阳之品，又有生地、麻仁、阿胶、麦冬这些滋养阴血之品。如果病人比较胖，痰湿重，有水肿，舌苔腻，用这个方子合适吗？肯定不合适。炙甘草汤的适应证应该是：病人比较瘦，身体弱，气阴不足者。再看看桃花汤的适应证，"少阴病，下利便脓血者，桃花汤主之"（第306条）。仅从症状上看，便脓血，一般认为就是热毒或湿热了。但看看桃花汤的组成：赤石脂、干姜、粳米，原来这个方子是治疗虚寒下利的。还有《金匮要略·黄疸病脉证并治第十五》，"黄疸病，茵陈五苓散主之"。《金匮要略·惊悸吐衄下血胸满瘀血病脉证并治第十六》，"吐血不止者，柏叶汤主之"。这些方子无一不是掌握了病机才能正确应用的。

2. 方证对应来自何处

《伤寒论》第13条："太阳病，头痛，发热，汗出，恶风，桂枝汤主之。"第34条："太阳病，桂枝证，医反下之，利遂不止，脉促者，表未解也，喘而汗出者，葛根黄芩黄连汤主之。"桂枝证是什么？就是指的第13条的内容，一系列证候表现。第101条也提出了柴胡证。桂枝证、柴胡证，方证的概念已经提出来了。至于方证对应，第317条通脉四逆汤条下有记述："病皆与方相应者，乃服之。"这是什么意思？说的是患者的病证表现与方子的适应证相对应时才能服药，不就是说的方证对应吗？至于第16条，"观其脉证，知犯何逆，随证治之"，就是今天我们说的辨证论治精神的具体体现。在仲景书中，病下系证，证下系方，方随证立，方证一体，证以方名，有是证必用是方，有是证必用是药。方证对应已经成了《伤寒论》的灵魂。清代医家徐灵胎说："仲景之方，犹百钧之弩也。如其中的，一举贯革，如不中的，弓劲矢疾，去的弥远。"他将方与证的关系比喻为箭与靶子的关系，方就是经方，病证就是靶子，如果瞄准了可以一举贯革，如瞄不准则用的力越大偏离靶心越远。

四、我们的思考

说了这么多关于经方的内容，下面我想与大家一起思考一些问题：我们目前常用的诊疗模式是什么？方证对应与辨证论治有何不同？经方就一定比时方好吗？经方与时方之间如何贯通？经方的不足是什么？经方好为什么会成为少数派？我们对经方的感觉为什么是似曾相识？学习中医的良好路径是什么？下面让我们一一讨论。

（一）我们目前的诊疗模式是什么

目前从事中医者几乎都是中医院校培养出来的。学校所教给我们的主要是以脏腑辨证为主，再加上气血津液辨证的疾病诊疗模式。所用处方主要是以宋元以后在经方基础上加减变化或自创的方子，也就是时方。以脏腑辨证为主，以时方治病，是目前绝大多数同行所遵循的，是目前中医界的主流，学校是这么教的，走出校门后也是这么做的。

（二）方证对应与辨证分型有何不同

先让我们复习一下"辨证论治"的概念吧，这是我从教材《中医基础理论（第六版）》照抄下来的："所谓辨证，就是将四诊所收集的资料、症状、体征，通过分析综合，辨清疾病的原因、性质、部位和邪正之间的关系，概括、判断为某个证；论治，则是根据辨证的结果，确定相应的治疗方法。"把这个概念复习一遍，你有什么感觉？我的感觉是缺少点什么，本来治病最后要开个方子的，可这个概念在辨出证来，制定了治法，可开什么方，用什么药，一点也不提，似乎把辨证论治的目的已经忘了。

经方治病与辨证论治最常用的辨证分型（以脏腑辨证为主，主要用时方治病，尤其突出辨证分型，以下简称"辨证分型"）有什么不同？经方治病强调方剂与临床病证的对应关系，也就是方证对应。忽略辨证的过程，注重主症的识别，选方过程即是病证与方剂间的搜索匹配过程。譬如一把钥匙开一把锁，这里有四把锁，四把钥匙，到底用哪把钥匙开哪把锁，就需要辨别选择了。方证对应的显著特征是诊治一体，药人一体，即诊即治。比如诊断为桂枝证，治疗就用桂枝汤，诊断出来了，治疗的方子也就随之而来，二者是一体的，诊断即是治疗。看到尊荣人，就可以用黄芪，可以说什么样的体质就用什么样的药，药人一体，密不可分。方证是方剂所对应的较为固定的症状体征，相对具有一定的客观性和确定性。辨证分型的结果是主观思辨的结论，存在一证多义、一证多方特征，具有抽象性和不确定性。方证对应侧重于辨具体方剂所对应的方证，如麻黄汤证、大青龙汤证；辨证分型侧重于辨病机层次的证，如脾气虚、心阴虚等。方证对应以方证为治疗用药靶点。辨证分型以病机为治疗用药靶点。这些差异具体到临床上，就出现了这样的局面：请十个中医大夫治疗一个病人，如果这些大夫都用脏腑辨证方法以时方治疗，那么十个大夫可能八九个开的方子都不一样。如果组织这样的大夫会诊，就麻烦了，谁也不能说服谁，而且都认为自己有道理。如果是十个经方大夫看一个病人，局面就大不一样了，可能七八个开的方子都差不多。经方大夫之间是可以交流讨论的，因为经方的方证是相对明确的，相对规范的。为什么有的所谓院士，所谓"打假斗士"认为中医不科学，要取消中医，因为在他们所受的教育里，客观化与标准化是一门科学成熟的标志，他们不了解科学的多元化，认为西方的标准就是唯一的科学的标准，在看到"一个病人，十个大夫，九个方子不同"的现象时认为中医不科学是很自然的。如果那些院士、斗士学过《伤寒论》，了解了经方，还会认为中医不科学吗？还敢对中医不敬吗？

因为辨证分型难以掌握，看似明了却经常失控，所以出现了这样奇怪的现象：莘莘学子苦读数载，成绩良好，踌躇满志，走上临床后用所掌握的辨证分型的理论和方法，层层递进，环环相扣，可以开出看似不错的方子，但不一定有效。如果采用以方证对应为特色的经方治病，如果方证对应良好，则一定有效甚至效如桴鼓。

临床上疾病是复杂的，特别是目前来找中医就诊的病情复杂的病人多，好多是西医不愿治、治不了的病，在转了多个科室后，最后来看中医。在面对复杂疾病时，如果以经方治病，经常采用合方的方法。什么是合方？就是指两个或两个以上的方子合起来用，以应对疾病的复杂性。如病人感冒了，开始流涕，可以用桂枝汤，几天后流涕减轻，又出现了口苦口干，则又出现少阳表现了，这时处方就应该用小柴胡汤合桂枝汤，也就是柴胡桂枝汤才能达到方证对应的目的。这个合方形式是仲景开创的应对疾病复杂性的特殊组方形式，简单有效并且规范。经方合方一定是按照方证对应的理念，有是证用是方，有是证用是药，决不随意合方用药。因为合方，所以经方专家也会经常开出一些相对药味较多的方子，一味强调经方药简价廉是不恰当的，这不是经方最根本的特征。从总体上看，即便合方后所用经方药味较多，但药味药费一般也比用时方偏低。时方治病是通过加减应对疾病的复杂性，其实中医界目前大处方等问题都是由于加减产生的，因为加减时医生对所用药物并不特别了解，也没有自己的经验，仅凭习惯或在校所学知识操作，这样针对性就差，更不用说那些使原方几乎找不到了的所谓加减。那些打着加减的旗号开贵重药的现象就不是我们今天讨论的内容了。我们需要明确的是：经方治病路径一定是清楚明白的，为什么用这个方，必须有相应的依据，即便是合方也是如此。时方治病则在最后一环容易迷失方向，这最后一环是指处方用药。因为辨证后确定了治法，只是明确了大体的方向，但对应的方子却不只一个且方证并不太明确，要想开出一个与患者病情对应良好的方子并不容易。

讲到这个地方，我们应该给仲景学说定个位。表面上来看，仲景学说的显著特色是方证对应，准确地说是讲的方证辨证，再上一个层次，那就是方证学。方证学是研究以方应证、方证间关系以及方证的本质、属性、内涵、外延等相关知识的一门学问。

（三）经方的缺点是什么

从理论上讲，毕竟经方形成的年代已经久远，至少也有1800年了。这么多年来，中医的方剂及药物肯定有了很大的发展，由此推测，经方的方和药应该有一定的局限性。但我所看到的是很多经方专家就是靠这看似简单的经方治愈了很多病证包括疑难杂病，取得了比后世的时方好得多的治疗效果。如果非要找经方的缺点，我想部分经方方证不太明确，到底经方的剂量多大合适，这些都是需要我们去完善和探索的地方。

（四）经方与时方之间如何贯通

经方与时方之间有不可突破的壁垒吗？没有，因为经方是时方的母方，时方是在经方的基础上脱胎变化来的。说到这个地方，我们再回顾一下前面的方子（就是经方）。经方的关键是背后指导应用的理论体系，并不在于方子本身。虽然前面我说经方是指《伤寒杂病论》中所载诸方，但在学习经方到一定程度时，就可以有所突破，就可以按照冯世纶教授关于经方的概念去理解经方。如果这样理解经方，经方与时方之间就可以贯通了，时方也可以按照经方的理念应用。中国中医科学院广安门医院的鲍博士就在这方面做了有益的探索，用六经八纲理论把高校教材《方剂学》中的方剂全解了一遍，将时方在六经八纲这个层面上进行了诠释，我个人认为非常有学术价值。

（五）经方好，但用经方的人为什么会成为少数派

这是个不能回避的问题。我想原因有三：一是经方相对便宜，难以产生良好的经济效益，这个问题在市场经济的大背景下显得尤为突出；二是经方用药多为峻烈辛燥驱邪之品，很多医生担心一旦药不对证，就会产生不良反应，干脆就用更平稳的时方了；三是想用但没有学会。恐怕最多的还是这个原因。作为一名以治病救人为职业的医生，没有人不愿意掌握既便宜又有效的治病方法，只是在学校老师没教会他们，毕业后又没有这样的机会学习，以至于时间一长就把经方淡忘了。

（六）我们对经方的感觉为什么是似曾相识

大凡中医院校毕业的学生，不管课时多少，基本上都学过《伤寒论》《金匮要略》，甚至也背过不少，考试成绩也不错。可为什么临床用得比较少，最大的问题就是上面说过的没有学会。这样问题就出来了，学过，努力地学过，但没学会，看到经方只是似曾相识的感觉，为什么？最大的可能是学习经方的方法或路径出了问题。讲到这里，我们不能不提到目前学习、研究《伤寒论》存在着流派问题，这个是客观存在的。我归纳了一下主要有四个流派，分别是六经八纲方证派、体质方证对应派、方证对应派、六经脏腑经

络派。方证对应派是传统的研究应用经方的流派，就是仲景怎么说的，我就怎么用，就如广东黄仕沛先生所说的亦步亦趋学伤寒。体质方证对应派，在强调方证对应的同时，也重视体质，如南京黄煌老师所强调的桂枝体质、麻黄体质、半夏体质等，因形象生动，在方证对应时能够发挥一定的指向作用，故成为特色鲜明的一派。六经脏腑经络派就是以《内经》理论解析《伤寒论》，以脏腑经络理论理解经方，指导经方的临床应用，比较烦琐复杂。我们在学校学习《伤寒论》时就用的这种方法，现在高校教学仍然是这种方法。按此路径学习经方，要想学懂学会真正掌握是不容易的，虽然也曾名医辈出，但也存在很多学子学习成绩良好但临床上运用不当的情况，就是有力的佐证。再一个流派就是胡希恕先生、冯世纶教授所倡导的学习《伤寒论》、认识经方的路径，他们认为经方与《内经》不是一个学术流派，经方是从单方到复方，即从一味药治病发展到数味药组方治病，从《神经本草经》到《汤液经法》再到《伤寒杂病论》发展来的，经方背后的理论体系是六经八纲方证对应，与脏腑经络关系不大。我感觉这几个流派中，六经八纲方证派是一条学习经方较快捷的路径，因为具体到临床上是先析六经，再分八纲，后辨方证，既中规中矩，又简单清晰，易学易懂。我所见到的好多经方爱好者就是遵循这个思路学懂了经方，提高了疗效，看到了从事中医的希望。所以六经八纲方证对应这个路径是一条学习《伤寒论》、学习经方的良好路径，值得大家重视。

（七）学习中医的良好路径是什么

这是今天开始就提出来的题目，也是我们最大的关注点。有位中医大师曾说过：学中医60岁以后才能入门。听到这个话，我心里颇不是滋味。这句话说明了什么？中医的成才太难了，成才周期太长了。如果二十几岁毕业，在 60 岁之前这几十年的时间，我们还没学好中医，那自信、自尊从何而来？如何生存？正因为耐不住清贫，守不住寂寞，有些中医院校毕业生就转行改做其他了。如果给中学生在高考前讲这个话，谁还敢报中医学院？那么有无学好中医的捷径？有，那就是经方，以方证对应为鲜明特色的经方。拜师学习，口授心传，是以前成就名医的主要方法。尽管在师承过程中老师有很多经验乃至医德等都需要继承，但学习老师有效处方的适应证，也就是应用这些方子的方证一定是重点和关键内容。为什么有的老中医比较保守，一般不会轻易把自己的经验传给别人，就是因为他的经验来之不易，摸索了多少年才知道这个方子在什么情况下用有效，学习时方的过程恐怕就是这样一个模式。经方是什么？是数千年来多少代医生应用、多少个病人服用后得出来的经验，是成熟的可以重复的经验，并且这些经验就摆在我们面前，供大家共享。正因为走了经方之路，我周边的很多人，我所认识的外地同行，很多年纪轻轻就已经是一方名医了，我想如果是用时方治病，不走经方这条路，要想这么早就对中医有这么深刻的理解与掌握可能性较小，很多需要 60 岁以后才能悟出的经验，因为学用经方，这个成才周期大大缩短了。所以我很负责地对大家说：学习中医的良好路径是什么？那就是经方之路。只要认识学用经方，那一定会收获幸福的中医人生。

2010 年 6 月 20 日，在澳大利亚皇家墨尔本理工大学孔子学院授牌仪式时，国家领导人指出中医药学是打开中华文明宝库的钥匙，此话我深信不疑。因为发挥儒家文化的教化作用不是一日之功，但中医药可以比较快地解决病痛，让西方人认识与体会到中华文化的博大精深。在此，我想问一下各位中医同道：你手里掌握的钥匙能打开这个宝库吗？是经过五年苦读根本打不开，还是再经过多年努力只是打开了一点点？这里有一把钥匙，可以让你多则三年，少则一年就可以打开这个宝库，这把钥匙就是经方！这把钥匙你要吗？如果要，那好，就开始学习经方吧，让我们一起传承经方，成就梦想！

谢谢大家！

我临床使用四逆汤的体会

王国华

（北京市中西医结合医院针灸科学科带头人、主任医师，北京第四批市级名老中医）

各位同仁们下午好！

大家已经都很辛苦了，你们听了一天可能都"晕"了。我今天想跟大家一起说一说我自己临床使用四逆汤的体会，上次我讲过麻黄汤。四逆汤的方子其实很简单，大家都知道它只有三味药，其中附子是温肾阳的，干姜是温脾阳的，甘草相对来讲比较有讲究，除调和诸药以外，有放缓或者是抑制附子、干姜偏性的作用，它还有一个作用就是可以解附子的毒。但要从原文的角度来看有个问题。《伤寒论》第61条的干姜附子汤是没甘草的，第314条、第315条的白通汤和白通加猪胆汁汤，也是没有用甘草的，这是为什么？我们今后可能要进一步地探讨这个问题。

四逆汤的煎法没有什么特殊之处，不像麻黄汤石膏还要先煎，去一下沫，从它用水的量来看，远不如麻黄汤，只用了三升的水，经后人考证合600mL。煎煮取1升2合，也就是240mL，意味着它要煎掉360mL的水，这里告诉我们煎法与我们常规煎药的方法差不多，就是大火烧开以后，小火熬40分钟。为什么我特别要讲这么一个问题，是因为涉及我们实际在临床使用附子的时候是怎么做的，这在后面还要详细说。

在这里，适应证指的是《伤寒论》原文的适应证，我大概罗列了一下，第一个就是脉，脉微细，后面的原文还涉及脉沉，还有的原文涉及脉微，还有的涉及脉沉细数，脉微欲绝。但欲寐，是指想睡觉睡不着，实际上如果我们把它按现代休克理解的话，应该是休克烦躁之前的一种状态。

第282条重点讲的是什么呢？就是对于少阴证的判断，一个关键的症状是小便颜色是白的，后世有小便清长一说，刚才我看张教授在讲一个病例时也提到了夜尿的问题，我觉得夜尿是关键，判断夜尿比判断尿颜色白比较好量化。为什么？有时候问病人也不一定问出来，病人可能也没太注意。所以这些病史资料不一定能收集得上来。但是，病人有夜尿，还是能够跟我们说清楚的，什么叫夜尿？病人入睡以后，中间要醒来，上一次厕所，有的人甚至4～5次，这更客观。

原文第283条主要提到的是一个咽痛的问题，我们看后面通脉四逆汤证当中也有咽痛，这个咽痛和四逆汤之间的关系是什么关系？按照现代临床诊断，大多数人都会认为咽痛通常是有热的表现，很少按阴盛于下，阳浮于上来考虑。

第323条，脉沉，这个告诉大家，根据我们临床的经验，杂病当中使用四逆汤的时候，脉沉占绝大多数，所以我们讲脉微细、脉微欲绝应该主要见于休克，不见于杂病。

第324条，在这里有干呕症状的"不可吐之""当温之"，是指水饮，即有痰饮的病人可以用四逆汤，张教授刚才对此已经讲得很详细了。这条就要和《金匮要略》的"病痰饮者，当以温药和之"相对照来看。《金匮要略》里还有两个方子也是治疗痰饮的，也是温剂，即"病微饮者，苓桂术甘汤主之，肾气丸亦主之"。我们可能就是忽略了四逆汤也是可以治痰饮的。

我现在说的四逆汤其实指少阴病部分的四逆汤，在厥阴篇里也有五个条文使用四逆汤，在霍乱篇也有几个条文使用四逆汤，甚至还有一个是使用通脉四逆汤加猪胆汁，这里重点说一下通脉四逆汤。通脉四逆汤的组方和四逆汤是一样的，只是用量不同，附子改用大者一枚，干姜在四逆汤中是一两半或者是三两，这里是三两或者是四两。因为通脉四逆汤在临床可能出现戴阳现象，表明为四逆汤重症，所以加大干姜、附子的用量。

四逆汤的典型适应证符合现代的感染性休克，或者是低血容量性休克的症状。下利清谷，里寒外热，手足厥逆，脉微欲绝，这几个主症是很典型的，是低血量性休克的表现，而且应该处于休克的中晚期阶段。我们搞经方的同志有时候不在病房，尤其是大医院里搞经方的同志不在 ICU，就很难接触这种病人。但是因为我们科有特殊性，所以多年来经常收治这种病人。

禁忌证。这个是我自己编的，跟原文没有关系，不像麻黄汤，麻黄汤有足够的原文描述了禁忌证。四逆汤的禁忌证是外感病，无论是恶寒还是发热。

感染性休克和低血容量性休克大家可能都知道，但临床可能不一定见得太多，我也不细说，即使要用四逆汤，应该是用通脉四逆汤。

我们刚才说了四逆汤的附子、干姜，无非就是一个主肾阳，一个是主脾阳，按照六经辨证，无非就是少阴和太阴合病，所以在临床上使用的机会，也就是在杂病当中还是很多的。我个人的经验是将以下三点作为主症：第一点，舌质的观察，也就是舌象的观察，非常重要。这个病，病人的舌质一定是有紫气的，带紫气或舌质暗，这是程度上的区别。再者，多数病人都合并带齿痕，带齿痕是脾虚的表现，舌苔薄白不厚（舌苔如果厚，我们可能得另当考虑）。第二点，就是夜尿，刚才已经说过。第三点，大便溏薄不成形，此症状时间比较长，不是因为最近吃什么东西不合适而临时有几天大便不好。我们有一个病人从小就是这样，现在还在我们那儿治疗。我们认为，您原来不管是什么情况，只要有这三点中一点或者是两点，就可以考虑为脾肾阳虚，可以用四逆汤。脾肾阳虚的病人在临床比较普遍，常见于好些慢性病、常见病。我体会到焦虑、抑郁症的病人几乎都是。焦虑和抑郁症这个概念大家可能都知道，不该担心的事情他担心，担心久了以后觉得活着没意思了，严重的时候甚至有自杀的倾向。这种病人都可能存在上面我说的这三点，舌质的变化，夜尿，大便不成形。所以这个实际上也是合乎《内经》观点的，《素问·生气通天论》有一句话是这样说的"阳气者，精则养神，柔则养筋"，就是说一个人的神，精神状态、心理状态和我们身体的阳气密切相关，大家有心再注意一下焦虑、抑郁症的病人是不是脾肾阳虚的病人。此外，咽痛，慢性咽炎，这个病很常见，目前很多的常见方法治疗都可能是治好一点，但终究好不了，这个需要从脾肾阳虚认识，用四逆汤加桔梗。甚至我们治疗痤疮也有用附子、干姜的。

接下来说一下关于扶阳派的问题。大家可能对扶阳派有所了解，扶阳派目前在我们中医界影响比较大，甚至对病人影响也比较大，所以我们有的病人就告诉我，他们可能在成都那边找什么人看病，然后如何如何。其实，扶阳派的最早的创始人应该是张仲景，我们查一下《伤寒论》的方子，或者是《金匮要略》的方子，真正用苦寒的，用清热的没几个，大黄黄连泻心汤算一个，还有几个，剩下来要不就是辛温的，要不就是甘温的。

扶阳派作为一个派别，真正起源的时间大概是金元以后的明代。明朝早、中期纠正用苦寒、寒凉带来的一些弊端。金元时期的医家，一个是刘河间，主张从火热论病机，一个是朱丹溪，主张"阳常有余，阴常不足"，养阴清热。所以明朝这一时期有名的医学家，他们都参与了主张扶阳、反对苦寒的讨论之中。这里特别介绍的就是张介宾。张介宾这个人很了不起，知识结构很全面，有人从总体上评价他是中国医学史上的第二个张仲景，我个人认为这一评价是中肯的。应该说张介宾的理论水平以及实践水平前无古人，后无来者，但是由于温病学说兴起的时候，竭力反对扶阳派，所以张介宾首当其冲，其评价受损可能跟这个有关系。后来我们内科教材有很多引用张介宾的东西，张介宾系统地从理论上阐述了人体要温阳的重要性，他主要从以下三点来论述。

一是纠正了"阳常有余"这个说法，他改成"阳非有余"。第二个，他强调生化之权，皆由阳气，这是一个通天道的理论。他通过对自然万事万物的观察，发现自然万事万物和太阳是什么关系？跟阳气是什么关系？比如万事万物所以收藏是因阳气收藏，所以他就认为阳气是万事万物生长、发育、变化的决定因素，就有了一句很著名的话叫做"天之大宝，只此一丸红日；人之大宝，只此一息真阳"。

接下来重点讲一下附子，实际上我们对四逆汤敢不敢用，怎么用？关键在附子，因为干姜大家可能还比较放心，干姜、生姜我们天天都吃，是药食同源的东西，现代药理研究也不认为它们有什么毒性，但是干姜用量多了可能会使病人上火，那也有限，引不起医疗纠纷。附子却不止如此，如果附子的毒性严重的话，可以引起心脏停止，说白了可以导致死人，因此一部分人用附子很小心。尤其是中药界，药房里发现方中附子超过了 15g，一定让你双签字，甚至同仁堂药店，连你签字了也不敢抓，我遇到过这个情况。

附子的运用到底是一个什么情况？按照扶阳派现在的做法，据说有人用到了 200g，今天耿教授那个病案中用到了 120g，所以附子的运用在现代医疗市场上形成两个绝对相反的极端，有人 15g 以上不敢用，也有人 200g 也敢用。敢用 200g 的是怎么用的？他们有个做法，就是另包，先煎一个小时以上，这大概是现在扶阳派的做法，而实际上从药房拿出来的附子都是制附子，也就是已经炮制过的，不是生附子，即使这样，我们的医生仍然让病人先煎一个小时。

好，下面我们看看张介宾对这个问题怎么认识的。张介宾这个人很厉害，不光是中医、中药、针灸很厉害，临床各科都很厉害，他的《类经》《类经图翼》等，都是上乘之作。他对附子作用的系统描述，第一是炮制。现代市场上的附子我估计是盐制的，我没查。在明末的时候，就是张介宾那个时候，附子有盐煮的，有童便煮的，有黄连煮的，后来张介宾讨论了一下，认为最好用甘草煮成汤，然后由甘草汤泡附子，再炒。特别强调炒的时候一定要掌握度，炒完以后尝一下，附子还有辣味，这样的就合适。如果炒过了，附子没有这个辣的味道了，这个附子就不是附子。我们今天药房提供的附子到底是按什么标准炮制的，炮制到何等程度了，我们根本就不知道。

第二是强调水煮，就是我们通常说的先煎，而药房提供的已经是制附子了，就算是生附子，如果长时间煮的话，它的毒性会全失，毒性全失就意味着药效全失。我们大家都知道中药是用药物的偏性来纠正人体的偏性。如果这个药物没有偏性，那就不是药了。扶阳派附子用200g，熬了两个小时或一个小时以上，这附子就变成——按张介宾的话说就变成萝卜了，随便吃都可以。所以有颗粒剂以后用附子比较方便，因为回家自己煎药的病人很少了。即使我们不注明另包，药房也给你另包了，所以害得我们还得跟病人说，不用另包，如果药房另包，那你拿出来再一个一个分回每剂去，跟其他药物一起煎就行了，不要先煎。我临床最大用量没有超过50g，这么多年我们也没有发现有特别明显的中毒现象，但是有一例病人比较特殊，才用3g附子就口发麻，我说这个怎么可能，还特意让这个病人再试了一下，结果还真是这样。所以临床上要注意一下，特殊体质的人，反应可能比较明显，所以我的习惯是第一次给病人开附子的时候，不超过10g，吃几剂再来，一步一步往上加，不是一下子就用到50g。为什么？因为我们已经告诉病人不先煎了，还是慎重些为好。

我今天主要跟大家汇报一下用四逆汤治疗脾肾阳虚以及附子运用的体会。另外从《伤寒论》原文的角度来讲，有一个现象，我想跟大家在这里提出来共同探讨，那就是在《伤寒论》里，凡四逆辈，就是属于四逆汤，我刚才说的那一类的，包括干姜附子汤，包括茯苓四逆汤，白通汤，白通加猪胆汁汤，里面的附子统统都是生用，而其他的，如刚才讲的桂枝加附子汤，桂枝去芍药加附子汤，麻黄细辛附子汤，附子汤里的附子，都是炮用的。这是为什么？都是肾阳虚，都是用附子，为什么四逆辈的生用，而其他的附子都是炮用的？

好，我今天就讲到这里，谢谢。

梳理《伤寒杂病论》痰饮病

张立山

（北京东直门医院呼吸科主任医师、教授）

各位同道大家好！

因为我是搞呼吸病的，临床上碰到的痰饮病比较多，所以就想把《伤寒杂病论》里面关于痰饮的论述做一下梳理，我想这对临床非常有必要。由此，想到前两天我随手写的四句顺口溜：

"终日见痰不识痰，咳喘小病变疑难。欲知痰饮真面目，长沙句里觅根源。"

我们呼吸病的医生，每天面对呼吸道疾病的患者，每天见到患者咳嗽、咳痰的症状，但是为什么有时候我们治疗的效果不理想呢？可能就因为我们"终日见痰不识痰"。我们看到病人咳痰、咳嗽，是不是真正认识了这个痰？很可能没有真正认识。所以"咳喘小病变疑难"。咳喘厉害吗？不太厉害，但是不容易治好。现在我的专家门诊中，来自全国各地三分之二的病人都是慢性咳嗽。为什么这么一个咳嗽就治不好呢？当然这里面的原因是方方面面的，其中可能跟我们对痰饮的认识程度不够深有关系。所以"欲知痰饮真面目，长沙句里觅根源"，如果想辨清有没有痰、有没有饮，还是应该到仲景的《伤寒杂病论》去寻找本原：什么样的现象提示我们有痰饮？如何去处理这种痰饮？

我个人归纳了一下，从望闻问切四诊方面做了一个梳理，有不

35

当的地方，请在座的各位同道给予指正。

第一，望诊。痰饮病可以见到水色，往往以黧黑最多见的，我们学了中医基础理论，黑为肾色，水色外现，容易见到黧黑，《金匮要略》里面木防己汤的条文中提到"膈间支饮，其人喘满，面色黧黑"。见到面色黧黑，大家可以考虑是否有饮证，尤其是对年轻的患者。我前年在门诊上遇到一个女患者，32岁，脸黑黑的，哮喘病，用射干麻黄汤，她就是内有痰饮。第二个可以见到的是水气，水气往往表现为病人颜面虚浮，《金匮要略》里面也提到，"夫水病人，目下有卧蚕"，有的人是虚肿虚胖，面色鲜泽。第三就是水斑。刘渡舟老师提到水斑的问题，他说头额、鼻柱、两颊、颌下的皮里肉外显现黑斑。第四就是水舌。望诊见舌体往往是胖大的，苔水滑，尤其是小青龙汤证的患者，我们过去就形容其的舌苔叫"伸舌欲滴"，那个舌苔上的水像要往下滴一样，当然有些人也可以表现为白腻苔。另外就是肢体的浮肿，包括全身的水肿和四肢的水肿。

第二，闻诊。首先是闻水声，可能体现为胃中有振水音，喝了水以后，胃里有咣里咣当的声音——振水音，提示有水。痰饮证，仲景描述叫"水走肠间，沥沥有声"，肠子里面咕噜咕噜有水声。刚才陈建国先生提到的生姜泻心汤证的表现就是腹中有肠鸣，有这种水声，肠道里有水饮。包括仲景提到的生姜泻心汤，甘草泻心汤都提到了这种腹中雷鸣的问题，就是有水。其次是水咳，这个咳嗽往往是咳声高亢，痰比较多的话是咳声重浊，由于水饮导致的喘往往是气粗声高。按照虚实而分的话，水喘属于实喘，所以往往声音比较粗重。另外是有水鸡声，《金匮要略》提到的"咳逆上气，喉中水鸡声，射干麻黄汤主之"，水鸡声是痰饮之象。痰饮随气相搏，发出的声音就是水鸡声，这是我们闻诊可以听到的。

第三，问诊。问诊有更多的内容。

咳嗽，咳嗽剧烈，并且往往有咳痰伴有气喘，喘息，水喘，水停心下，甚者则悸，微者短气，所以我个人把喘分为两类，一种是轻的，表现以气短，胸闷为主；另一种是重的，表现为喘息，甚至咳逆倚息不得平卧。后面提到膈间支饮，其人喘满，心下痞坚，面色黧黑，包括小青龙汤证的"支饮，咳逆倚息不得卧"，都是表现为重症的咳喘病。

水满，满，我把它分为胸满、腹满，《金匮要略》里面提到，"胸痹，胸中气塞，短气，茯苓杏仁甘草汤主之，橘枳姜汤亦主之"，胸闷是什么原因引起的，里有饮阻气滞，有水饮，饮停于上焦，那么用茯苓杏仁甘草汤可以解决，橘枳姜汤也可以。另外《金匮要略》也提到，"水在心，心下坚筑，短气，恶水不欲饮"，"支饮胸满者，厚朴大黄汤主之"，都提到了胸满胸闷的问题，它的原因为饮阻气滞。"胸为阳位似天空，阳气弥纶痹不通。"如果有水饮或者是痰浊闭塞，阳气不通，这时候出现胸闷如滞、胸满气短这些表现。在仲景原文里面还提到了胸胁满，"心下有痰饮，胸胁支满，目眩，苓桂术甘汤主之""水在肝，胁下支满，嚏而痛"，都提到了胁满。腹满可以也有，"腹满，口舌干燥，此肠间有水气，己椒苈黄丸主之"。我们知道己椒苈黄丸是痰饮证的一个主方，治疗饮留肠道导致的水走肠间，沥沥有声，腹满并且口渴。石水"其脉自沉，外证腹满不喘"，有腹满的表现，这个石水证可能就像我们今天的鼓胀病。水痞就更多了，像小半夏加茯苓汤，"卒呕吐，心下痞，膈间有水，眩悸者，小半夏加茯苓汤主之"，这个是心下的痞满，刚才我们提到了生姜泻心汤，半夏泻心汤，甘草泻心汤，都是治疗痞证的主要方剂，都有水气的问题，刚才提到的木防己汤治疗膈间支饮也是其人喘满，心下痞坚，包括像后来的桂枝去芍药加麻黄细辛附子汤，枳术汤都提到了"心下坚，大如盘"，这里面有心下痞满的问题。

胡希恕经方医学（第一辑）

梳理《伤寒杂病论》痰饮病

水逆。我把水呕也搁到这里面了。"渴欲饮水，水入则吐者，名曰水逆，五苓散主之。"这个大家非常熟悉了，饮入则吐，"饮呕相因是水乡"，为什么喝水以后要吐，因为内里有停饮，饮水以后出现了格拒，出现了水气上逆的水逆证，其他的像"胃反，吐而渴欲饮水者，茯苓泽泻汤主之""干呕吐逆，吐涎沫，半夏干姜散主之"，还有小半夏加茯苓汤证，都有呕吐，都是由于痰饮内停导致的呕吐，临床非常多见，所以无论水逆还是水呕，大家要考虑到有没有停饮的问题。水渴，因水而渴，跟刚才提到的因为湿热而渴道理一样，水饮内停，水聚津停，出现口渴，典型的当属五苓散证，"若脉浮，小便不利，微热，消渴者，五苓散主之""发汗已，脉浮数，烦渴者，五苓散主之"，这种病人口渴还很明显。另外刚才提到的己椒苈黄丸，"腹满，口干舌燥，此肠间有水气，己椒苈黄丸主之"，己椒苈黄丸，就是治疗肠间有水，但是口还是干燥的。还有栝楼瞿麦丸证，"小便不利者，有水气，其人苦渴"，这个渴可能还很重。由于下焦的阳气不足，导致小便不利，津液不得蒸化，出现口渴。小半夏加茯苓汤证，先渴后呕，为水停心下，这个也出现了口渴。水眩证，刚才提到了小半夏加茯苓汤，可以出现眩悸。泽泻汤证是更主要的一个出现眩悸的方证，很多美尼尔综合征表现为泽泻汤证，它的主症就是眩晕，"心下有支饮，其人苦冒眩，泽泻汤主之"，这种眩晕伴头昏重不清，甚至伴有耳鸣，是一个痰饮证。苓桂术甘汤证更是明显，"心下逆满，气上冲胸，起则头眩，脉沉紧"，有眩晕症。后世提到的"无痰不作眩"其实都源于张仲景。

水癫。内有水饮导致癫痫。"假令瘦人心下有悸，吐涎沫而癫痫者，此水也，五苓散主之"。仲景认识到了因水饮内停导致的这种癫痫症，临床上有很多医家通过验案验证了这种说法，大家有兴趣可以检索一下，确实有关用五苓散治疗癫痫的验案不少。水颤，肢体的震颤，责之于水饮，往往容易被人忽视，因为从脏腑辨证而言，一看到颤症，容易想到肝，但是从水饮论治是我们经方的一大特色。看看《伤寒论》原文："心下逆满，气上冲胸，起则头眩，脉沉紧，发汗则动经，身为振振摇者，苓桂术甘汤主之。"这里面就有水溢经脉出现震颤的描述。在真武汤里面也有论述，"太阳病发汗，汗出不解，其人仍发热，心下悸，头眩，身眴动，振振欲擗地者"，振振欲擗地，这个震颤更明显了，"真武汤主之"。都是由于阳气不足，水饮内停，水溢经脉，导致震颤，还有"膈上病痰，满喘咳吐，发则寒热，背痛，腰疼，目泣自出，其人振振身眴剧"，为什么？"必有伏饮"，因为内有伏饮导致的。此外皮水，"皮水为病，四肢肿，水气在皮肤中，四肢聂聂动者，防己茯苓汤主之"。四肢聂聂动是由于有水饮导致的。水悸，刚才提到的"卒呕吐，心下痞，膈间有水，眩悸者"，刚才提到的真武汤证，其人仍发热，心下悸，"发汗后，其人脐下悸者，欲作奔豚，茯苓桂枝甘草大枣汤主之"。所以这个悸既有心悸，心下悸，还有脐下悸，悸动的部位不同，但不管如何，都有水，因水导致悸动。水便。水便分成两个，小便和大便，小便主要是不利，刚才在五苓散条文里面就说了，不啰嗦了，反映内有水饮。栝楼瞿麦丸也提到，"小便不利者，有水气，其人苦渴，栝楼瞿麦丸主之"。猪苓汤证，"渴欲饮水，小便不利者，猪苓汤主之"，也同样有小便不利。大便呢？水泻，也就是下利，"干噫食臭，胁下有水气，腹中雷鸣，下利者，生姜泻心汤主之"，刚才提到了，这是有水气的问题，在真武汤里面也提到了，"自下利者，此为有水气"，这很容易理解。水饮内行，下注于肠道，大便不成形，过去看到过刘渡舟老师提到，有水秘之说，由于水饮内停，导致大便不通，相对比较少见。我在临床上也没有水秘的病例跟大家分享，但是水泻是很多见的。

水厥，"伤寒，厥而心下悸，宜先治水，当服茯苓甘草汤，却治其厥，不尔，水渍入胃，必作利也"。茯苓甘草汤，也就是苓桂姜甘汤。这里面茯苓甘草汤除了心下悸以外，可能还会出现四肢的厥冷，这种冷是因为水饮内停，阳气不达导致的。水热。水热是由于水郁以后导致的发热。我们有饮郁化热之说，如小青龙汤加石膏汤证，典型的例子如刚才有学者提到的，"服桂枝汤，或下之，仍头项强痛，翕翕发热，无汗，心下满微痛，小便不利者，桂枝去桂加茯苓白术汤主之"。这是被各个医家都拿来作为水郁发热例证的经典条文。水肿。我把水和水痛都放在这里面了。水肿有很多表现，风水证，风水恶风，一身悉肿，脉浮不渴。另外"身体疼重，谓之溢饮"，所以有时候在表的病可以表现为水肿，病人自身的症状表现是身体沉，我们知道湿和水一样，都为阴邪，都可以表现身体的沉重。另外还可以出现疼痛，"胸中有留饮，其人短气而渴，四肢历节痛""少阴病，二三日不已，至四五日，腹痛，小便不利，四肢沉重疼痛"，既有沉又有重还有疼痛，这是表有水邪。所以碰到这些症状的时候，大家不要一下子忽视了，有的时候一个不经意的症状能够给我们提示内里是否有水饮。水痰，如经典的小青龙汤证，痰色白质稀，甚至落地成水，有很多泡沫，量很多，没有味道或者是有咸味，这是水痰的特点。这里面我要提到一个总容易被大家忽视的涎沫，可能痰量并不多，但是有涎沫，如《金匮要略》论述到了，"水在肺，吐涎沫，欲饮水""干呕吐逆，吐涎沫，半夏干姜散主之""干呕，吐涎沫，头痛者，吴茱萸汤主之""妇人吐涎沫，医反下之，心下即痞，当先治其吐涎沫，小青龙汤主之"。仲景用了很多条文介绍的这个涎沫都属于内有饮的问题，这种饮可以是在肺之饮，比如说小青龙汤证，也可以是在胃之饮，比如说吴茱萸汤证。要注意涎沫，提示有饮。

最后是切诊。切诊，是从脉象上判断水饮。水脉。水脉最常见的是沉脉，因为饮为阴邪，所以《金匮要略》上提到，"脉得诸沉，当责有水"。《濒湖脉诀》"沉潜水蓄阴经病，数热迟寒滑有痰"，见沉脉大家要考虑是否有饮。另外就是弦脉，《金匮要略》上提到了"脉偏弦者饮也，皆大下后善虚，脉双弦者寒也"，所以偏弦，即一侧脉偏弦的时候，往往就提示有水饮证。还有"咳家其脉弦，为有水，十枣汤主之"，这里面也提到了脉弦的问题，提示有水饮。

以上我们通过四诊方面来判断是否有水饮，当然把这些信息综合起来，是否有水饮的证据就更充分。

下面我们给大家归纳一下水饮停留的部位，最常见的四饮我们不提了，饮留胃肠、饮留胸胁、饮留四肢还有胸肺，即痰饮、悬饮、溢饮、支饮。再有饮容易停在心下，甚者则悸，微者短气，停在心下可以出现心悸，气短，胸闷这些表现，还可以出现咳喘。另外像背寒冷如掌大，这是心下有留饮，可以出现背冷，如果停在心下的话，再一个症状就是眩冒、眩晕，像刚才提到的"心下有支饮，其人苦冒眩"。如果是在膈间，病人表现为喘满，心下痞，呕吐，眩悸。这是小半夏加茯苓汤论述到的，"膈间支饮，其人喘满"。还有膈上，"呕吐而病在膈上，后思水者，解，急与之，思水者，猪苓散主之"，在膈上有呕吐的问题，"诸呕吐，谷不得下者，小半夏汤主之"。另外膈上病痰，可以见满喘咳吐。在膈上的话容易出现胸满呕吐的这些表现。另外是停在胸中，这是仲景论述的，"胸中有留饮，其人短气而渴，四肢历节痛"。再有在下焦，仲景没有明确的提，但是他有相关的条文，"太阳病，小便利者，以饮水多，必心下悸，小便少者，必苦里急也"。小便少，里急，显然是在小腹部，膀胱的部位，所以是水是下焦的表现。

水饮治法，我们简单地疏理一下。"病痰饮者，当以温药和之"，这个非常简单，再有"诸有水者，腰以下肿当利小便，腰以上肿当发汗乃愈"。此外还要注意通大便，我们看看十枣汤，厚朴大黄汤治疗水饮证都有这种方法，使水饮从大便出。方剂和药物不多提了。经方水饮的名词我们也给大家做一个归纳，悬饮、溢饮、痰饮、支饮之外，还有微饮和留饮，"短气有微饮，当从小便去之，苓桂术甘汤主之"。微饮证，在仲景原文里也提到了这样一个概念，是饮证之微者，这时候表现的症状还比较轻，症状主要是气短。留饮。什么是留饮？就是水饮痼疾，稽留日久不愈，表现为短气，背冷如掌大，也可以出现胁下痛引缺盆，脉沉而不起，治疗留饮的方子像十枣汤，甘遂半夏汤。这个是相对比较顽固的。再有就是伏饮。伏饮更顽固，留饮日长，陈痰老饮，长地成根，形成囊僻，对它的描述就是刘渡老描述的，"待时而后发"。我们刚才提到的膈上病痰，满喘咳吐，发则寒热，背痛腰疼，目泣自出，其人振振身瞤剧，就是伏饮的表现。

还有一种分类方法，风水、皮水、正水、石水、里水，这里面有相应的方剂，风水证，防己黄芪汤、越婢汤。皮水证，防己茯苓汤、蒲灰散，正水、石水没有明确提方剂，里水提到了越婢加术汤、甘草麻黄汤。

好，最后一点时间，我举个人的三个病案来跟大家分享如何判断饮证，来印证仲景的这些条文。

第一个案例是湖南湘西的一个老先生，他 2009 年找我就诊，当时就是顽固性胸水，他 2003 年在当地检查出胸腔积液，在当地住院无效，后来辗转到国内知名西医院，经各种检查没有诊断清楚，用试验性抗痨治疗了半年多，没有效果。胸水越长越快，开始是两个月抽一次，后来半个月抽一次，还要吃利尿药，病人非常痛苦，后来在 2009 年到我门诊治疗。他把方子拿回去吃了半年多，吃到第二年 5 月份——因为他 12 月份来找我，水已经完全消失了，后来就没有反复。2013 年来找我，足踝部有点肿，所以还在间断地吃利尿药，当地医院还是考虑心功能的问题，用了依那普利和呋塞米进行治疗，这次他找我的目的就是能不能把利尿药减掉，吃利尿药吃怕了，当时这个病人，面色黧黑，很瘦，脉细弦，沉取无力。

这个病人有水饮，脚肿，水色也有，水脉也有，所以选了同仁堂的金匮肾气丸。他吃了三天给我打电话，说晚上尿得特别多，肿消了，我嘱咐他把药物由原来每次20粒减成15粒，后来一直也没有肿。他告诉我一个症状，过去走路老是有点晃，不稳当，现在是走路也稳当了。当时我一下想到这类似真武汤"振振欲僻地"，是水饮证的表现，治疗水饮，不但使他的水肿得到了改善，也使他的走路不稳得到了改善，那么反过来证明张仲景当初提到的水饮可以导致水颤和肢体的不稳是非常正确的。

第二个病例是年轻的女性，咳嗽已经一个月了，来的时候，咳嗽比较剧烈，睡不好觉，咽痒，痰少，色白，大便偏干，夜尿一到两次，小便不利。她的脉左侧是细滑的，右侧是细弦，偏弦，苔有点黄，我根据这一点，判断她是内里有饮。

我当时考虑是太阴和阳明合病，所以用了苓桂杏薏桔贝汤。用了以后有所改善，咳嗽的频次有所减少，但是程度觉得加重，并且出现了胸闷痛，还是咽干，痰是稀的，脉还是右脉细弦，所以考虑治疗不太理想，此患者有饮并且咽痒，胸闷痛，还有少阳的问题。所以二诊的时候，换了方子，考虑是少阳加饮，所以用了小柴胡汤的加减法，小便不利去黄芩加茯苓，咳嗽去人参、生姜、大枣，加干姜、五味子，当然我又合了杏仁，成茯苓杏仁甘草汤，因为"胸痹胸中气塞，短气，茯苓杏仁甘草汤主之"，她有胸闷痛的问题，所以考虑到有饮，合用茯苓杏仁甘草汤。用后症状就明显地改善了，胸闷的症状还有其他的症状，改善了七分，说明这次辨证是比较准确的。

最后给大家提一个水郁发热案。这个病案可能疗效不是非常理

胡希恕经方医学（第一辑）

梳理《伤寒杂病论》痰饮病

43

想。关于桂枝去桂加茯苓白术汤的这种方剂，历来争论非常多。这是一个肺纤维化的患者，他的原发病是血管炎，一直用激素美卓乐、环磷酰胺治疗，激素减量过程中出现了发热，发热以后他开始吃扑热息痛，就诊时诉手指关节痛，胃脘胀满，嗳气，大便溏，小便次频量少，活动后气短，咳嗽，纳可。舌胖暗，苔薄，脉左寸关细弦，右寸关细滑，又是脉偏弦，并且小便不利，内有水饮。当天好多学生跟我出门诊，对这个病人到底用什么方子，我考虑了半天，开了桂枝去桂加茯苓白术汤，开完以后有学生问"老师你为什么开这个桂枝去桂加茯苓白术汤"，我解释说，因为按照《伤寒论》原文，"服桂枝汤，或下之，仍头项强痛，翕翕发热，无汗，心下满微痛，小便不利者，桂枝去桂加茯苓白术汤主之"，这个病人有发热，心下痞满，有小便不利，他虽然没有头项强痛，但有手指关节疼痛，所以考虑是水饮证，选桂枝去桂加茯苓白术汤，加了一个枳实，因为有心下痞，嗳气，加枳实与白术取枳术汤之意。病人后来复诊，诉服药以后整个一周都没有再发烧，胃脘的症状和小便的症状也都得到明显的改善。所以通过这个病案，我们看到，首先水郁发热确实是有的，对这个病人是根据小便不利和偏弦的脉象来判断的。仲景给我们的水饮信息，对我们临床判断水饮的时候是非常有帮助的。从这个病例我们也反过来看到，桂枝去桂加茯苓白术汤我个人认为是去桂，而不是如去芍。

　　好，我将以上对于经方水饮的认识跟大家进行分享，不当的地方还请大家批评指正，谢谢！

经方治疗过敏性紫癜的体会

张广中

（首都医科大学附属北京中医医院皮肤科副主任、主任医师）

各位中医同仁，大家好！

今天我想通过过敏性紫癜治疗的一些点滴体会谈谈我对经方的认识。主要分几个方面，对过敏性紫癜这个病，西医怎么认识，中医怎么认识，以及它的鉴别诊断和防护知识。最后，通过病例来分析经方治疗思路。

过敏性紫癜是临床的一个常见病，它的病因现在还不太清楚，可能和免疫因素有关，细菌和病毒的感染以及药物和异物蛋白的过敏可能诱发本病，它最终的一个病变是由变应性血管炎引起的皮肤及黏膜的改变，所以过敏性紫癜核心的病理改变就是一个变应性的血管炎，也叫白细胞碎裂性血管炎，它的临床表现为皮肤的瘀点和瘀斑，关节疼痛。这种病多发生于儿童，而且男性的儿童更常见。西医治疗过敏性紫癜主要是用一些抗组胺类、降低血管壁通透性及脆性药物，比如复方芦丁，钙剂，维生素 C，维生素 E 等，对一些严重的病例，像腹型紫癜，关节型紫癜或者肾型紫癜，可能需要用一些糖皮质激素或者是雷公藤多苷片等药物。

过敏性紫癜相当于中医"葡萄疫""血风疮"或者是"肌衄"。在明代的《外科正宗》里面讲到了一段话，代表当时对过敏性紫癜病因病机的认识和治疗方向："葡萄疫，其患多生小儿，感受四时

45

不正之气，郁于皮肤不散，结成大小青紫斑点，色若葡萄，发在遍体头面……久则虚人……初起宜服羚羊散清热凉血，久则胃脾汤滋益其内。"

所以早期需要用清热凉血的方法来治疗。病久需要用健脾益气的方法来治疗。咱们目前一般的治疗，如我们科还有国内的教科书，大部分把过敏性紫癜分为两个类型，一个叫血热型，它的治疗原则是：清热凉血、活血散风，主要是用我们赵炳南经验方凉血五根汤来加减。具体药物大家可能都知道，我就不说了。另一个是气虚型，脾不统血，脾气虚引起的紫癜，主要治则是健脾益气，养血止血，用归脾汤加减来进行治疗。

这个病鉴别诊断的时候，大家一定要注意，发生在皮肤的紫癜，还有一个叫血小板减少性的紫癜，查体的时候，会见血小板数量的下降，而且经常合并肝脾的肿大，出血和凝血时间的延长，但是过敏性紫癜血小板是正常的，一般不合并肝脾肿大。

还有一个坏血病。坏血病是因为维生素C缺乏引起的，常常伴有口腔黏膜的损害，牙龈的肿胀，糜烂。如果是腹型紫癜或者是肾型紫癜需要和急腹症、肾脏疾病来进行鉴别。

过敏性紫癜是个慢性病，所以一定要积极地寻找致敏物质和可能不耐受的物质，努力消除这种过敏因素，尽量避免服用可以引起过敏的药物和食物。少吃一些辛辣刺激的食品，包括鱼、虾、蟹等腥发之品。发病期间要卧床休息，减少活动。注意冷暖适当，起居有节。要适当加强机体的锻炼，增加机体的抵抗力和免疫力。

下面我想通过2个病例说一下我对过敏性紫癜的思考。

第1个病例。这位患者是男性，18岁，在今年9月16日入院。他是因为四肢反复发生这种红色皮疹1个月，复发加重2天来住院。患者1个月前因劳累后双下肢出现散在的红疹，皮疹逐渐密集成片，并且伴有双下肢疼痛。他在朝阳区第二医院被诊断为过敏性紫癜，予口服维生素 C、咪唑斯汀，还有抗生素头孢丙烯及强的松治疗，皮疹没有见到好转。治疗 1 星期以后，他转到我们医院的门诊，在我们医院门诊给予凉血解毒的汤药治疗，皮疹消退。但是消退的过程中，出现了 1 个症状，上腹痛剧烈疼痛，而且伴有恶心呕吐的症状，后来到朝阳医院就诊，诊断为合并急性胆囊炎，经过抗感染治疗病情得到了缓解。这个患者是大学新生，两天前刚刚入学，结果一开学劳累，双下肢的皮疹复发并加重，并逐渐泛发至双上肢，同时伴有双下肢胀痛，为了进一步诊治收入院。

他既往史没有特殊的情况。查体：腹是比较平软的（我们现在要重视腹诊），左下腹有轻度压痛。他主要是双下肢的皮疹，皮疹呈针头至榆钱大小斑疹、斑片，压之不退色。区别出血斑还是充血斑：压之不退色是出血斑，压之退色就是充血斑。出血斑就是血瘀，红细胞已经跑到血管外面了，这就是紫癜初诊的方法。皮疹对称分布，部分皮损融合成片，双上肢散见类似皮损。

他的辅助检查：血常规是正常的。因为这个孩子腹部有疼痛，所以就查了尿淀粉酶，是 1297.0 IU/L（我们医院的正常值是 500.0I U/L 以内的），血淀粉酶是正常的，66.0 IU/L。大便里面红细胞 4/HP，便潜血阳性。尿常规：白细胞 +。看到这样的化验结果，大家一定要小心谨慎，为什么呢？因为他便潜血阳性，有可能合并了腹型紫癜，这个紫癜因为是一种血管炎，它可以引起肠黏膜的水肿，甚至出血坏死，引起消化道的出血。并且他尿里面有白细胞，有可能引起肾脏的损害。而且最需要引起注意的是尿淀粉酶比正常人要高近 3 倍，有可能合并胰腺炎。对此我们科见的也不是很多，就请外科和内科二线来会诊，他们觉得急性胰腺炎不排除有上消化道的出血。建议是善宁 0.1mg ih、奥美拉唑 40mL ivgtt 治疗，完善相关检查。因为他是 16 号住院的，我们就按这个会诊意见执行了，就是按这个治疗了一天。我们科为了培养年轻医师中医临床能力，一般常规是患者住院后，中药处方都是住院医生自己开，如果觉得治疗了 3～5 天效果不好，上级医师再进行指导。当时我们的李伯华大夫按照我们科的诊疗常规开的处方，治疗过敏性紫癜，按凉血活血的方法开了一个方子，同时给他口服抗组胺西药。结果吃了一天以后，病情没有变化，皮损也没有变化，他的腹痛还是如故，复查了尿淀粉酶，稍微下降了些，1124.0 IU/L，血淀粉酶66.0 IU/L。便潜血阳性，红细胞 4/HP。又请消化科来会诊，诊断考虑腹痛待查，腹型紫癜，要完善相关的一些指标、腹部的 CT，建议做胃镜、肠镜等检查，看他有没有消化道的充血糜烂的情况，要求给予流食、记出入量、积极补液维持水电解质平衡，予奥美拉唑抑酸等治疗，视胃镜、肠镜检查决定是否使用激素。是这样一个会诊结果。

但是当时这个孩子是 17 岁，他的父母坚决拒绝做胃镜和肠镜的检查，他们觉得胃镜可能很痛苦，孩子当时的肚子不舒服，四肢有皮疹，但是状况还不错。我就根据患者的情况——这个男孩子体格中等，皮肤比较白，但是性格比较急，根据体质来说，有柴胡体质和桂枝体质，他当时四肢红疹，双下肢微痛，口苦，纳少，眠可，腹痛，大便日 2～3 次，水样便。舌淡红，苔薄黄腻，脉弦。

只要有皮疹，表面的红疹，我们可以说有阳明的问题，但是他口苦，有少阳的问题，腹痛，也有太阴的问题。我就用小柴胡汤合小建中汤治疗。小建中汤里面有一味药叫做胶饴，一般药房没有这个药。北京藏医院的马新童主任经多年的临床观察，发现现在超市卖的高粱饴就是饴糖，他经常让患者以高粱饴代替胶饴。所以我就让病人每次吃完药以后，吃 3～4 块高粱饴来代替胶饴。具体处方如下：北柴胡 24g，黄芩 9g，太子参 9g，清半夏 9g，炙甘草 6g，生姜 9g，大枣 9g，酒白芍 18g，桂枝 9g，饴糖 24g，每日 1 剂，水煎温服，每日 2 次。

关于经方使用量的问题，我自己的认识就是仲景当时组方的时候，是根据人的本质，抓住这个病的核心病机，根据病的特点组方，所以每1味药都有它的作用在里面。我自己用经方，刚开始用的时候，尤其前3天的时候，主张尽量用原方，量我一般是用3g作为1两来换算，如果有些药味少，病人体质比较强的，可以用5g或者是10g、15g作为1两来换算。例如麻黄汤，麻黄、桂枝、炙甘草的用量分别是3两、2两、1两，三者剂量的比例是3：2：1，你可以用1g、2g作为1两换算，但这个配伍比例尽量不要动。我们把格局——就是这个方的格局定在那儿，因为有某些普通医者看不到的一些东西在里面，尽量不要把格局动了。这个方子我就是按3g作为1两来换算的，白芍6两，我用18g，柴胡半斤，我用24g，饴糖也是24g。

关于煎服法，《伤寒论》里面有7个方子是用合煎法来煎，包括小柴胡汤，大柴胡汤，柴胡桂枝干姜汤，半夏泻心汤，甘草泻心汤，生姜泻心汤和旋覆代赭汤，这些都是调和法的方子，就用合煎法煎取，即去渣再煎的方法。所以对病人都要交代清楚，一定要去渣再煎，像这样的病，我就让他把上述药物加1200mL的水，浸泡前要把大枣掰开来，加生姜9g，泡半个小时以上，先武火把水煮开，再小火煮成约600mL水的时候，去滓再煎取300mL，因为小柴胡汤是要服3次的，就让他分3次来服，我完全按原方的煎服法来执行。患者吃了这个药以后，第2天皮疹就开始好转。当时我想，这个患者允许在保证安全的情况下用纯中药治疗，后来也没打针，没有输液。入院第1天用一些抑酸的药，第2天我就没用，完全用这个方子。我说，看一下病人的情况（因为在住院，可以密切观察患者的情况），万一出现其他的情况，我们可以及时地处理，所以只开了一个中药方来治疗。结果第2天皮疹开始好转，腹痛减轻，第3天复查便潜血阴性。这个患者大概住到4～5天的时候，皮疹完全消退了，为了让他再进一步观察（因为像这种紫癜，第1次治的时候，一定要治彻底了，不然的话皮疹容易反复发作），一共住了9天，病人就痊愈出院了，后来这个孩子在门诊看病，正好赶上"十一"假期，我让他再歇几天，"十一"以后再上学，一共调理了1个月。小建中汤有非常好的改善体质的作用，这个孩子在门诊一直吃这个方子，一共吃了大概5周，35天的药，方子没动过，他以前吃饭不太好，5周后食欲增加了，体重也增加了5斤。他妈妈说，孩子状况比以前还好，体质也在改善。所以小建中汤对不爱吃饭，体质偏瘦，而且容易肚子疼，爱感冒，爱出汗的皮肤比较白的孩子，是一个非常好的改善体质的方子，而且里面有饴糖，又有甘草，又有大枣，吃起来很舒服的。

第2个病例是一位72岁的女性，是在今年的10月28号，是由急诊转住院的。这个患者主因"双下肢红疹2天"由急诊以"过敏性紫癜"收入院。这个患者看急诊当天是周日，我们科李伯华大夫在值班。他说让我来看看，这个病人比较重。因为2天前吃了螃蟹以后，双下肢出现了红疹，无腹痛腹泻，无关节痛，无血便及肉眼尿血，辅助检查示尿潜血+，白细胞+，白细胞（镜检）3/uL，便潜血±，肝功能异常，是98.0 U/L，血糖14.96mmol/L。考虑是"过敏性紫癜，胃肠型紫癜、肾性紫癜待除外，肝功能异常"。李大夫觉得这个患者是不是应该留观，我觉得患者虽然岁数比较大，但是没有什么不舒服，除了紫癜以外，没有其他特别的不适，状况还可以。后来我说，咱们仔细辨一下证，给他开个方子，观察一下，她当时的情况是除了皮疹以外，口干、口苦，有阳明和少阳的情况，还有口黏，没有发热，没有肉眼血便及尿血，纳食可，夜寐可，大便偏干，小便正常，我考虑少阳阳明合病。患者既往高血压病史30余年，否认糖尿病病史，否认药物及食物过敏史。查体：主要是双下肢为主的皮疹，是压之不褪色的出血斑，对称分布。舌边尖红，苔薄黄腻，脉弦滑。这个患者属于超重的体型，血糖高，眉头紧皱，而且一看就是特别暴躁的性格，根据这样的情况，经过四诊合参，我用的是大柴胡汤合桂枝加芍药汤，为什么不用小建中汤呢？因为它里面需要用饴糖，她血糖又那么高，我就用大柴胡合桂枝加芍药汤，也是按《伤寒论》里面3g当作1两来换算，芍药用到18g，大黄用的是6g。我当时就让这个病人回家去了，因为当时没有床位，没让她住院。住院单开了，让她星期一来收住院。这个老人下午看病，晚上就吃了1次药，早上又吃了1次，结果早上来住院的时候，皮疹就明显改善，我觉得皮疹改善消退50%以上。她自己觉得吃了药以后，大便也下来了，浑身都舒畅，她以前特别急躁，就觉得浑身不知道哪儿不舒服，但是吃了药以后觉得浑身特别舒坦。这个患者住院以后，经过详细地检查，发现她有混合性的高脂血症，低密度脂蛋白，胆固醇都高，而且确诊有2型糖尿病，后来加上口服的降糖药。这个病人住院以后一直就服用大柴胡汤和桂枝加芍药汤，没改方子，一共住了大概12天。住院大概第4天的时候，她活动了以后上肢也出了一些皮疹，我们让她注意休息，一两天内很快就好转了。因为转氨酶高，没用降血脂的药。住院的第2天，我们常规检查谷丙转氨酶118.2 U/L，比急诊的时候还要高。我们在临床上发现，转氨酶高的皮肤病患者，如果病人体质属于柴胡体质，用柴胡类方降转氨酶效果很好，尤其是大柴胡汤，降转氨酶效果比小柴胡汤好一些，可能它对舒畅胆管，促进胆汁的排泄，改善肝的郁结状态，调节肝功能有一定的帮助，我们在病房观察的一些病例表明，大柴胡汤在这方面有这样的特点，大家可以回去试用。

通过这两个病例，我想说过敏性紫癜为什么反复发作不愈？究竟是个实证还是个虚证？究竟是热证还是寒证？对皮肤病辨证，有两个关系我们要搞清楚，第一个就是局部辨证和整体辨证的关系，因为病人在皮肤科是看皮肤病的，但是我们中医讲究整体观和辨证论治，整体观念非常强。所以在皮肤科遇到这样的情况的时候，大家一定要整体和局部结合起来，但是应该以整体辨证为主，尤其是像过敏性紫癜这样的重病，因为有可能合并很严重的并发症。遇到这种情况的时候，我们可以抛开皮疹，直接用整体观来辨证，根据整体情况来用药。第二个，一定要注意宏观辨证和微观辨证的关系。我们通过望、闻、问、切得到的是一个宏观的辨证，但是我们现在有好多化验检查，比如血常规，尿常规，生化的检查，核磁，皮肤组织病理的检查。面对这些检查的时候，我们完全可以将其纳入到望诊体系，这些检查结果就是望诊的很重要的参考依据，可以提高我们对疾病本质的认识。像过敏性紫癜望诊是皮下瘀血，肯定是有血的问题，所有离经之血，肯定就是血瘀，用活血化瘀的方法肯定是大法，是不会错的。再者，其皮肤组织病理表现为一种典型的白细胞碎裂性血管炎，是白细胞侵犯了血管以后引起的炎症，所以对过敏性紫癜，我们又可以加一些解毒的药物来进行治疗。我们在遇到这样的情况的时候，把微观的检查结果也纳入到辨证体系中。过敏性紫癜等一些顽固难愈、反复发作的疾病，一般与正气不足有关系，所以这时一定要注重扶正，在驱邪的同时注重扶正，而且在慢性期的时候可能以扶正为主，在急性期的时候，可能以驱邪扶正并重来进行治疗。

过敏性紫癜为什么出现内脏的损害？也是因为血管，影响了内脏，所以我自己经常用柴胡剂和桂枝剂来改善过敏的状态。小柴胡汤可以针对所有过敏性的问题。比较敏感的人，无论对什么敏感（包括食物、药物，情绪），我们都可以用柴胡剂来改善这种敏感的状态，调控情绪。桂枝汤这个方子，可以说是我们调和阴阳，调和营卫、调和气血的非常重要的一个方剂。无论是柴胡剂，还是桂枝剂，里面用了姜、草、枣，尤其柴胡剂还用了人参，起什么作用？这种慢性病，特别顽固的疾病，大部分是因为中气不足的问题。因为脾升胃降，调整我们整个人体气机的升降，如果中气出现了问题，脾升的过程不行了，胃降的功能下降以后，会出现好多的问题。我们讲三阳辨证，但是太阳病为什么转入阳明？因为他的体质就是阳明的体质，到了阳明以后，一般比较好治，但一旦转入少阳，如果治疗不当，特别容易转到三阴，变成了三阴证，所以这时候我们一定要用柴胡剂里面的姜、草、枣来护中气，这样就可以防止病情转三阴证。

桂枝汤也是桂枝芍药加姜、草、枣，姜、草、枣也是护中的，所以桂枝汤是一个特别护中气的方剂，在《神农本草经》，桂枝本身也有健中气的作用，所以桂枝剂就是一个强壮中焦，强壮人体的很好的方剂。我可以打一个简单的比方，我们现在都学现代医学解剖学，桂枝汤中的桂枝主要作用于人体的动脉系统，它最主要的功能叫做通心阳的作用。通心阳，也就是强壮心的阳气。心的主要功能包括心主血脉和心藏神，对于心主血脉的功能，桂枝就起促进心主血脉功能恢复的作用。芍药起什么作用呢？芍药促进静脉回流，动脉和静脉是一个大的循环系统，人体出现的问题，就是循环出现了问题，所以桂枝调节我们动脉的活动，解决动脉的动力问题，芍药解决静脉回流的问题。一些静脉回流的问题，尤其下半身的问题，就是下半身的静脉血液回流出现问题，用芍药既可以促进静脉的回流，又能缓解肠道和血管平滑肌的痉挛，故能止痛。用桂枝来加强动脉运行，用芍药强化静脉回流系统，所以对调节我们人体的营养气血特别有作用。如果这个微循环出现了问题，出现了"休克"，如弥散性血管内凝血，或者是各种"休克"的状态，是什么出现了问题？是微循环出了问题。这时候就要用到附子，附子是真正改善微循环的。一个动脉，一个静脉，一个微循环，这些都是调整全身整体作用的。所以小柴胡汤和桂枝汤这两个具有调和作用的方剂合起来就是一剂柴胡桂枝汤，对治疗过敏性皮肤病，包括过敏性紫癜和一些其他过敏性疾病，又如更年期综合征，也是一种不调和的状态，烦躁，阵发出汗，都可以用柴胡桂枝汤来改善这些情况。而小建中汤是强壮病人的，刚才说了，就不说了。其他治疗过敏性紫癜的经方还有很多，要遵循"观其脉证，知犯何逆，随证治之"的原则，先辨六经，再辨方证，根据情况适证选用桃核承气汤、桂枝茯苓丸、理中汤、乌梅丸、当归四逆汤等。

上面就是我对经方治疗过敏性紫癜的初步认识，欢迎广大中医同仁批评指正！

好，谢谢大家！

大塚敬节治学方法及经方治疗中风证经验

王宁元

（北京市中西医结合医院心内科医师，医学博士，《汉方诊疗三十年》译者）

今天非常荣幸跟大家交流日本汉方医学著名医家大塚敬节先生的一些治学方法、学术思想以及他经方治疗中风证的经验。

大塚敬节生于1900年，去世于1980年，与胡希恕先生、岳美中先生是同一时代人，他师从汤本求真，一生致力于仲景学说临床实践与研究，学验俱富，著述甚多，是现代古方派代表医家之一，同时为创建汉方学术组织和培养人才做出了贡献。按照日本医学史专家小曾户洋先生的说法，大塚敬节与细野史郎、矢数道明一起被称为领导20世纪日本汉方医学复兴的三驾马车。矢数道明先生是大家熟悉和喜爱的汉方医家，他的有些著作有中文版，如《临床应用汉方处方解说》《汉方临床治验精粹》等。对于细野史郎先生，可能国内还不太熟悉，黄煌教授在他的回忆文章《我的大学》"走进细野诊疗所"篇里有详细而生动的记述，细野史郎先生有《汉方医学十讲》《方证吟味》等名著传世。

大塚敬节家传四代都是西医，但他对西医没有事业心，没有理想，用他自己的话说就是"总有一种所学得的医学与自己性格不符的感觉""没有一个要去积极做某件事情，达成一定目标的理想"。

后来一个偶然的机会他读到了汤本求真的《皇汉医学》，感觉到"我生来就是做汉方的"，即"汉方医学合了我的生性"，于是就关闭了自家的医院，到东京拜于汤本求真的门下。大塚先生从事汉方医学的过程非常曲折，他的汉方诊所最初挂牌为"大塚汉方医院"，当时的管理部门说不存在汉方医，结果只能叫"大塚医院"。还有1943年在东方治疗研究所从事汉方工作时，他的抽屉里有一本《伤寒论》和《类聚方广义》，被对汉方有偏见的上司扔到了走廊，那是一个非常艰难的过程，大塚先生曾说："汉方医学被虐待了一百年。"但是经过几代医家的顽强坚持与不懈努力，汉方医学在日本还是迎来了一个复兴的阶段。大塚先生的著作非常多，如《汉方诊疗三十年》《临床应用伤寒论解说》《金匮要略讲话》《金匮要略研究》《证候论治——汉方医学治疗的实际》《汉方的特质》等，总共有三十余部著作。另外还有大量的文章发表。我收集到大塚先生的部分原作，《汉方诊疗三十年》已经介绍到国内，现在正在翻译介绍《临床应用伤寒论解说》和《金匮要略研究》这两部书，可望近期出版。《大塚敬节著作集》共九部，收集了大塚先生除上述单行本外，在杂志、学会上发表的论文，内容非常丰富，并且写得非常好。大塚先生年轻时就喜欢文学，高中时代开始写小说，在地方报纸连载，大学时代就出版了个人诗集，直到老年还不断地写诗，他驾驭文字的能力非常强，文章在平静的叙述表达中有一种感情和力量在里边，这种诗文修养与岳美中先生很相似，岳老也有许多诗词传世。（讲座现场展示）这张照片是大塚先生和夫人，此时是五十四岁，是写《汉方诊疗三十年》的时期。这张照片是大塚先生和细野史郎先生在一起。这是大塚先生1973年的照片，是撰写《临床应用伤寒论解说》的时期。

一、大塚敬节的治学方法和学术境界

大塚敬节治学的突出特点便是推崇《伤寒论》《金匮要略》，凸显仲景学说的原创性、根基性和指导性地位，践行"始于《伤寒论》，终于《伤寒论》"（《临床应用伤寒论解说》）的方法论与境界观。在对《伤寒论》《金匮要略》具体学习理解与临床运用上，具有以经学治经、以论理释论、以条文照应条文、从证候中得要领、"在病人身上读出《伤寒论》"（《临床应用伤寒论解说》）等特点。可谓继往圣之绝学，予后学以警启。

大塚敬节是现代汉方医学古方派的代表，是汤本求真的弟子，在他学习汉方的最初阶段，汤本求真非常严苛，只允许他读《伤寒论》和《金匮要略》，不允许读第三本书，对于这一点大塚先生在其晚年感慨道："最初的二三年里，我全力以赴地做了《伤寒论》和《金匮要略》的研究。这样一来我达成了与汉方医学最根本经典的亲近和熟悉""像这样在学习的初期，没有涉及杂学，而能够直接全力攻读了伤寒论，这是汤本先生予我的恩赐"（《汉方诊疗三十年》），"我想把《伤寒论》研究持续下去，直到生命的终点"（《临床应用伤寒论解说》）。

汤本求真当时这样规范大塚敬节，大塚敬节也这样教诲后人和弟子，他的儿子大塚恭男先生记述道，大塚敬节"贯穿生涯而研究汲取的是《伤寒论》及其姊妹篇《金匮要略》，以此两书为核心，然后也面向后世方、本草学"，始终认为"必须彻底地做好《伤寒论》《金匮要略》，这件事做好后可以去学习《千金要方》《外台秘要》、金元流派医学以及本草学，但是如果核心的东西没有牢固掌握，其所得也就成了'百事通''万金油'"（《金匮要略研究》）。

这些话讲得很平常，但是寓意非常深奥，也就是说开始应该读

胡希恕经方医学（第一辑）

大塚敬节治学方法及经方治疗中风证经验

57

什么样的书，形成怎样的最基本的框架，将怎样的根本认知方式深植心中，并且训练成自觉的操作意识和方法，对汉方医学的成长路径、成长类型以及成长限度有着非常重要的决定作用。入门阶段的大塚敬节并不懂如何去学习，他是跟着汤本求真学的，汤本求真这样要求他，他一生实践这种方式，明白了这样读书的好处，可谓深谙其妙，深受其益，在自己的晚年深情地感慨汤本先生的恩赐。我想，这种读书方法、治学方式，对21世纪的中国中医学子也是有着可借鉴之处的吧。

　　关于对仲景学说的总体认识，大塚敬节在《临床应用伤寒论解说》中论述道："江户时代名医宇津木昆台于《伤寒论》赞辞曰'自天地生以来，未见妙文如此者，此非圣作更为谁，当予盛赞'，把该书视为圣人之作。对于圣人之作的说法，在后面论述《伤寒论》形成时有考证内容，无论如何，在汉方医学古典医籍中能够与《伤寒论》地位等同的医书是空前而又绝后的吧，即使是能够相提并论的也没有。另外，喜多村栲窗说'医学之有《伤寒论》，犹如儒学之有《论语》《孟子》'，意味着如同没有《论语》《孟子》的儒学不可想象一样，没有《伤寒论》就没有汉方医学。还有，永富独啸庵论述道：'凡欲学古医道者，当先熟读《伤寒论》，而后择良师友事之，亲试诸事实。若五年，若十年，沉研感刻不休，则自然圆熟也。而后取汉唐以下之医书读之，则其信妄良庵，犹悬明镜而辨妍媸也，不然则虽读尽亿万卷之书，要无益于术焉'，强调不研究《伤寒论》，读一些信手而得的杂书徒劳无益，甚至说出'从事古医道者，没有必要滥读大量的书籍，一部《伤寒论》置于枕旁足矣'极端之言。另外，进一步指出《伤寒论》具备了治疗万病的法则，'伤寒中有万病，万病中有伤寒'，强调研究《伤寒论》能够懂得所有疾病变化的法则。的确如独啸庵所云，《伤寒论》论述了疾病的变化法则和顺应这些法则的治疗方法，这是其他书中而绝无的，这也是《伤寒论》能够君临万卷医书之上之所以然。"

宇津木昆台、喜多村栲窗（即喜多村直宽）、永富独啸庵等均为日本江户时代名医，但在中国可能不被人熟知。其中的永富独啸庵，英年早逝，但他的见解非常犀利。吉益东洞当时是医界领袖，对年轻的独啸庵也畏惧几分，曾说道，我死后成为医界领袖的恐怕就是独啸庵了。但是这个预测没有成为事实。

大塚先生这样认为："《伤寒论》是前后相照应的一篇大文章，论述正而顾及变，使人看到病状的转变无常（定）之处，这个特点贯穿全书，所以必须抓住这个关联性来读《伤寒论》""《伤寒论》讲述疾病的变化和对于这种变化即应的治疗方法，并以此为例，阐释了一般疾病的治疗法则。像这样将疾病从发病到痊愈或直至死亡，追逐着时间过程而进行论述的做法，无可类比者，诚为空前绝后。读《伤寒论》者，必须留意这一点，就像要在病人身上读出《伤寒论》那样地去顾念倾心"。（《临床应用伤寒论解说》）

这部《临床应用伤寒论解说》的中文译本即将出版，请冯世纶老师在百忙中写了序言。我一直在想，用什么样最简洁的方式、最简洁的语言、最少的字数来概括《伤寒论》的内涵，或者《伤寒论》的特点，或者《伤寒论》的境界。对于这种《伤寒论》方法学的研究，我也做过一些思考，但想搞清楚而没能搞清楚，似乎找到一种说法却又不明晰，始终在朦胧的阶段，朦胧的状态，用一句禅语来讲就是说：为爱寻光纸上站，不能透处几多难。是说站在纸上面，下面是灯，你看到的是泛泛的光线但看不到最亮的地方。当我一打开冯老师的序言，看到前四个字，"道法自然"，随即恍然大悟，明白了这个道理，找到了这个方式。道法自然，是《道德经》的原文，冯老师用这四个字，点破了我迷茫的状态。至少我认为，说出了《伤寒论》最重要的内涵，说出了《伤寒论》最基本的思维方式和境界。可谓一语喝破，大道坦然。

《伤寒论》的内涵是中国式智慧，表达的是中国传统的文化思维方式，王树人先生在其名著《回归原创之思——象思维视野下的中国智慧》中讲道，中国传统思维的基本特征是象思维，是与现代科学的逻辑、概念不同的思维方式。他认为，"《周易》的'象思'可以归结为'观物取象'和'象以尽意'这八个字，看似简单，却字字千钧，内含'象思'无限深邃之意蕴"。就是说我们看到的世界的自然现象，中国文化是从象的演变、流动和转化中把握其内在本质的。相反，概念复概念，逻辑循逻辑，不是中国传统思维的固有方式，如果我们用概念化、逻辑化的方式去解读去研究中国的古典会怎么样呢，只能是生硬切割，支离破碎，缘木求鱼，不得要旨，难见源头活水。主张本质直观，提出描述再描述，强调解构反对建构的现象学在20世纪初由胡塞尔、海德格尔等创立起来，经久不衰，影响广泛，据说海德格尔在形成自己学说的过程中汲取了《老子》的智慧。有人认为，近二三十年来，中国哲学界最聪明的头脑们都在研究现象学。北京大学哲学系的张祥龙教授是一位著名现象学专家，他对现象学与中国古文化甚至中医学，写了很多文章，有一部《中华古学与现象学》的专辑。

我们是否可以得到这样一种感悟：中国传统智慧的象思维是《伤寒论》的基本思维方式，也是它的认知论，也是它的境界。道法自然，《伤寒论》依据证候、症候群或者说证象以及其流动与转化而揭示疾病本质，进而提示与方药的关系，进入治疗的层次。如果从象思维和现象学的观点考察，甚至可以说在某种程度上只有依靠《伤寒论》的这种证象流动和转化才能揭示疾病的本质，如果不采取这种方法就会偏离真相，就会无法逼近疾病的本质。我认为从这个角度可以加深理解胡希恕先生提出的"方证对应是中医辨证尖端方式"的观点，这个观点强调了《伤寒论》式思维的唯一性、不可替代性。同理，如果从象思维和现象学的观点考察，为什么

《伤寒论》不讲过多的具体的细节的理论呢，《周易》"象以尽意"的观点可以从反面理解为"不足象则无以尽意"，而现象学的解构论则强调描述而反对去建立学说体系。陈可冀老师讲道，岳美中先生有一句名言，"不以理论取胜"，岳老以此自勉，也以此规范弟子。我个人窃悟，岳老的这句话在某种程度上是在强调《伤寒论》式思维，并非不要理论，要害在"胜"字，胜即胜利，也可以理解为同音字"盛"和"剩"，即盛气和过剩。理论上过多的盘带、层层解析，看似明了，而实际上会削弱象思维取向，"渐行渐远渐无书，水阔鱼沉何处问"，结果反而是背离着疾病的本质。

所以我认为，大塚敬节总结的"始于伤寒论，终于伤寒论"这十个字，既是治学方法，也是学术境界。这十个字讲的是一个过程，从《伤寒论》开始，长期研读与临证，无数训练与磨砺，体悟到《伤寒论》奥妙，千回百转，见遍山水，最后还是归结于《伤寒论》。这十个字强调的是《伤寒论》式思维、《伤寒论》式认知方式和《伤寒论》具有的学术境界。

二、大塚敬节经方治疗中风证经验

在大塚敬节所著《汉方诊疗三十年》《临床应用伤寒论解说》《金匮要略研究》中，有对中风证的独到见解和临床运用经验，如推崇经方、重视腹诊、活用续命汤等。现将相关内容进行编译整理，谨供同道们参考（为保持内容的真实性，下文内容为日文原著直译，仅标题为译者所加）。

1. 对《古今录验》续命汤治疗中风的认识

《金匮要略·中风历节病脉证并治第五》篇附方中记载有《古今录验》续命汤，其治疗中风（半身不遂），痱（有持桂里认为痱是中风的古名，但在此欲取"痹"之意，在本篇开始有"但臂不遂者此为痹"的记述），身体不能随意活动，言语不利，头脑茫然不清晰，连身体何处疼痛也不清楚（《外台秘要》载：不能认识人），或者身体拘挛、不能翻身。

方药及量及用法：

麻黄、桂枝、当归、人参、石膏、干姜、甘草各4g，川芎（原方未注明剂量，《外台秘要》用1g略多，《千金要方》用4g），杏仁12g。

右（上）九味药物置于2000mL水中，煎煮取800mL，温服200mL。以稍稍发汗为宜，略以衣物覆盖脊背，倚靠桌子而坐。汗出则愈，如果不出汗则宜再服用。避免受风。该方也用于治疗仅伏于床而不能横卧平躺、咳嗽、呼吸迫促、颜面浮肿之证。

这是一个应用范围非常广泛的方药，可视为大青龙汤的加减方，所不同的是加入了人参、当归、川芎。该续命汤不仅治疗脑出血、脑软化症等引起的半身不遂有效，对颜面神经麻痹、支气管哮喘、支气管炎也有效。对因脑软化症及哮喘症所致失眠者也有益。

浅田宗伯在《勿误药室方函口诀》论述道："此方用于偏枯之初起有效，其他可用于产后中风身体疼痛，或者风湿涉血分疼痛不止，或者后世五积散适应证而热势剧者。"偏枯即半身不遂，这就是说即使是脑出血后遗症，若早期使用也是有效的。但实际上，该方对发病数月至一年，甚至经过了五六年的病例也有效，不应一定拘泥于初期。用于实证中风证，如近似于大柴胡汤证者，在帮助恢复说话、帮助下肢恢复功能等方面均有效果。有持桂里举出脉浮数和有舌苔二项为该方的应用指征。藤平健氏在"高血压与续命汤"一文中，认为使用大柴胡汤不奏效者，则为本方的适应证。

服用该方后发汗则治愈的情况，符合于支气管哮喘等疾病的场合，但对于半身不遂患者并不符合。

在《千金方》中，除大续命汤外，还有小续命汤、西州续命汤等。与《古今录验》续命汤相比较，西州续命汤无人参有黄芩，其他相同。大续命汤与《古今录验》续命汤相同。多个续命汤，其中必定配伍以麻黄，并且以麻黄为主药。有时会觉得麻黄因含有麻黄素而对高血压不利，但续命汤，即延长生命药方的主药却是麻黄，为什么麻黄会成为延长生命的药物呢，有必要深入考虑。在麻黄醇酒汤中，麻黄成为肝脏疾病的药物，用于治疗黄疸，另外麻黄连轺赤小豆汤也用于黄疸，看来麻黄不是一个简单的药物。

一种药物可能同时具有截然相反的作用，这一点很有意思。如八味肾气丸既用于小便不出，也对小便过多有效。所以，麻黄也许同时具有降压的作用呢。

验案：十年前开始看病的一位近八十岁的老太太，说孙子去了美国，她一定要活到看见孙子回来。因有高血压、关节炎和哮喘病，给予续命汤加大黄，持续服药，喘息治愈，血压下降，大便也正常了，身体状态一直很好，快九十岁了，最近说孙子要回来了，很高兴。

续命汤如此长期服用也未出现问题。

2. 中风证验案九则

（1）脑出血后行走困难

患者为 71 岁妇人，于 1937 年 5 月 16 日初诊。数年前曾患轻度脑出血，右下肢活动不便，常常因此摔倒。总感觉小便不畅，怀疑肾脏出了问题。进食多时，会感觉小便尿出不爽利，下腹憋胀不适。大便虽然一天一次，但不通畅。食欲尚可，口干。血压总在 200 ~ 210mmHg。脉弦而有力。

腹诊，左右腹直肌拘挛，右下腹部有压痛。

以下肢活动差、小便不畅、下腹部胀满和腹直肌痉挛为指征，投予肾气丸治疗。

服药第 3 周，下肢有了力气，可以自己坐电车来诊了。大小便变得通畅，8 月 11 日血压为 175mmHg。

（2）俗称的笑中风

这是 20 年前的事情。我的汉方医院刚开诊时的患者，一名家庭主妇，因突然的脑出血而卧床不起。

当时该妇人 54 岁。我往诊，看到患者右侧半身不遂，言语謇涩，含混不清，但频繁地发笑。那时的记录已经丢失，忘记了当时的血压值。

我以发笑症状为治疗指征，投予了黄连解毒汤。服药约二周，半身不遂好转，从那以后，直到今天仍在很健康地工作着，几乎没吃过药。

事隔 20 年，现在测得血压为 156/98mmHg，无不适感觉，没有服药。看上去健康而幸福。

（3）因脑出血而行走困难、言语謇涩的患者

患者为颜面发红、身体呈结实体型的 56 岁男性，由夫人搀扶着来诊。主诉 3 年前患轻度脑出血，其后便行走不自由，左手麻木，话语不能流畅地说出。另外，整日烦躁不安，容易发火。脉弦大，全腹部呈紧张状态。

投予三黄泻心汤治疗。

服药至 2 周时，情绪开始安定下来，不再发怒，1 个月后行走时步履稳定了，3 个月后便独自外出旅行，往返无任何障碍。

（4）脑出血后遗症

这是抑肝散应用于脑出血致半身不遂的病例。某传统舞蹈家的妇人，因脑出血而致左半身活动不便。该妇人很要强，制定了多种工作计划，却因病而不能施行了。因此很不平，经常发怒，左手一动便不停地抖动，下肢有紧绷强直的感觉，不能随意活动。夜间睡眠也差。

对此我使用了抑肝散。服药后心情平静下来，能够安然入睡，

手足也感觉轻快，可以独自行走了。

该方常用于性情急躁、情绪紧张、易兴奋易怒之人以及肌肉痉挛、震颤等症状，所以患脑出血、脑膜炎、日本脑炎等疾病后，长期手脚颤抖、挛急、情绪烦躁紧张者可以使用。

（5）脑出血后肩凝、头痛、阵发性心悸、夜间阵发性腹痛

49岁的男性，4个月前发生轻度脑出血，未残留后遗症。但有头痛和肩凝，肤色微黑，体格略肥胖。喝酒但不抽烟。

脉浮大有力，血压为160/80mmHg。腹诊触得胸胁苦满，大便1天1次。

根据上述之证，投予大柴胡汤治疗。

10天后来诊时，头重和肩凝减轻，血压为150/75mmHg。

再投予大柴胡汤，2周后来诊，血压为150/65mmHg。

此后间隔一段时间未治疗，约2个月后主诉心悸而又来诊。

脉搏100次/分左右，脐上悸动明显。投予炙甘草汤，约服药10天，心悸发作得以控制。

其后过了4个月，又来诊。主诉至今已连续3天，夜间到了就寝时间就发生腹痛，影响睡眠，甚至整夜不能入睡。白天却无任何症状，食欲、大便均未见异常。

经诊察，并未发现何处压痛或其他的病痛，腹痛的原因不明。梅毒晚期合并胃肠症状时，仅在夜间发作，白天无异常，但大多伴有呕吐症状，并且发作时间应该短。该患者也没有梅毒的既往病史。我推测或许是腹部大动脉硬化所引起的腹痛吧，便投予了当归汤。服药后当天夜里腹痛便未再发作。

当归汤出自《千金要方》，用于心腹绞痛、诸虚冷气、满痛等证。该方治疗心绞痛胸痛也有效，从这里得到启发而用于该患者。另外，我也有使用当归汤治愈原发性脱疽的病例。

胡希恕经方医学（第一辑）

大塚敬节治学方法及经方治疗中风证经验

（6）主诉顽固性便秘的脑出血患者

患者为体型偏小，但肌肉发育良好的男性。16 年前 49 岁时因脑出血病倒。发病两个月后，我赴患者家出诊时，已经好转，能够在家中行走，但苦于严重的便秘。

诊脉为沉实，血压最高为 160mmHg 左右。全腹膨隆，上腹部像石头一样紧而饱满。

我投予大柴胡汤，大黄量为 4g。但该剂量并未能起到明显的通便作用，于是渐渐增加大黄用量，至 8～10g。服药后，大便通了，身体变得轻松，手足增加了力气，1 年后能乘火车外出旅行，恢复到了与健康人无明显区别的程度。但是一停药还是发生便秘，所以现在将 10 天的药物分为 1 个月服用。血压控制在150/90mmHg 左右。

该患者不太喝酒，但嗜烟，热衷于玩赌输赢的游戏，所以劝其戒了烟，喜欢的象棋也控制在每次玩二三局。后来的 16 年间，患者除了偶尔患轻微感冒外，1 次重病也没有。

（7）脑出血 19 年的患者

患者为 51 岁妇人，身体瘦小，面色苍白，经常为胃病所苦，但从来没想到会患高血压。

1939 年 4 月 30 日的早上，突然发生右半身不遂，言语不利。请附近的医生来诊察，血压超过 200mmHg，被诊断为脑出血。我去诊察时，已是发病后四五天了。

患者瘫坐在地板上，但手足能轻微活动，很难听懂她说的话。吃饭时，可以使用勺子，但常常撒出。

脉弦，左右腹直肌紧张，自发病以来无大便。

我投予归芪建中汤治疗。服药四五天后开始有了自然的大便，两个月后手足可以很自由地活动了。但起身时头重、眩晕，晕得坐不稳。

遂改投白术附子汤治疗。白术附子汤为《金匮要略》的方剂，可"治风虚、头重、眩晕"等证，所以试用于此。但眩晕还是难以止住，就这样，终于在10个月后可以拄杖勉强上厕所，说话也基本上清楚了。但因大便无论如何也不能痛快地解出，就又投予了归芪建中汤，每7天加用1次麻子仁丸。

血压1个月或2个月间隔测量1次，收缩压总是在190～200mmHg，有时甚至更高。上午可以起床，但到了下午便头重得起不来。

这种状态持续了多年，病情也没出现特别的变化，在家中只能做些指挥佣人、对客人打招呼之类的事情，但并没有瘫坐于地板的情况。

到了1951年，我开始投予钩藤散治疗。服钩藤散后头痛和肩凝症状减轻，但收缩压仍超过200mmHg。患者一直能够生活自理，有时还可以出来接电话。

该患者自发病以来，已有十九年余，虽然收缩压持续200mmHg以上，但脑出血未再发生，也没有继发其他疾病。比她发病晚的一些患者都病故了，该患者虽然没有恢复得很利索，但无论如何是延长了生命。这完全是依赖汉方的治疗呀，患者经常感念汉方医学的不凡效果。

（8）脑出血所致半身不遂

患者为65岁削瘦男性，7个月前因发生脑出血而病倒，诉右半身偏瘫。目前拄拐杖勉强能行走，但右手拿不住筷子。手和脚都感觉发麻、发凉，大便1天1次。

脉浮弦大，脐上动悸明显，腹肌全体紧张。

因为是这种病态，我投予了桂枝加苓术附汤治疗，附子一日用量为0.5g。

可是，服用该药后发生了奇妙的事情。有一天，患者约四十岁

67

的长子来诊所找我，说："多亏您的治疗，这个药很有效，我父亲的身体大有好转。但是，我母亲却有些受不了。"原来服药二十天左右后，患者每晚都有房事要求，因此老伴睡不好觉，让医生给想个什么办法。

自古就有附子增强性欲的说法，但有如此速而强的效果，我吃了一惊。对于一个近七十岁的老人来说，每晚都行房事，的确是强势的状态。

我是这样说的，该药很有效，手脚有劲多了，但还是应该再多增加些力气才好。如果改变方剂，身体的情况会变差，能否让老人们分开房间睡觉。其后，该患者亢进的性欲是如何处理的，我没有再问。持续服用该药半年左右，活动不便的右半身有了很大程度的好转。

桂枝加苓术附汤是桂枝加附子汤再加茯苓、白术而成，可用于神经痛、神经麻痹和关节炎等疾病。

（9）脑出血后半身不遂

患者为 60 岁妇人，高血压 10 年，1952 年 9 月 11 日，突然摔倒，处于昏迷状态。当时血压达 280mmHg。随后 3 天用导尿管导尿，等待意识恢复。第 4 天开始渐渐能睁开眼睛，可是右侧手足完全瘫痪了。

我 11 月 22 日得到经治医生的邀请而往诊。

患者肥胖，腹部膨满，但是按压任何部位均软，无压痛。大便每天有自然便排出，睡眠尚可，有时言语不知所云。右手完全瘫痪，右足稍微能活动一些，血压为 210/110mmHg，尿蛋白阳性。

对此，我投予四物汤加柴胡钩藤黄芪黄柏治疗。一个月后，两个月后，病情虽无明显变化，但手足稍微能活动一些了。到了发病 1 年后的翌年 9 月，在家中能拄着拐杖行走了。至下一年的 1 月 20 日坐车来诊。该日血压为 174/96mmHg。

这一年即 1954 年的 4 月下旬，患者完全恢复了健康，甚至到温泉旅游去了。但右侧手足仍活动不自由，写字、使用筷子困难。1954 年春，我家搬迁后便与患者失去了联系。

我对伴有肾功能障碍的高血压患者，喜欢使用四物汤加柴胡、钩藤、黄芪、黄柏治疗，不仅自觉症状明显减轻，而且阳性体征也明显好转。

少阴病辨识与临床应用

刘宝利

（首都医科大学附属北京中医医院肾病科副主任医师）

在座的各位专家、各位同道，大家好！

我来自北京中医医院肾病科，以前我给学员培训经常讲的题目是经方治疗糖尿病或肾脏病，今天我给大家带来一个新的题目：少阴病辨识与临床应用。胡希恕、冯世纶教授两代经方大家所开创的"六经八纲方证"的辨证体系大家已经相对熟悉了：太阳病是表阳证，少阴病是表阴证，阳明病是里阳证，太阴病是里阴证，半表半里阳证指少阳证，半表半里阴证指厥阴证。这种体系已经成为国内经方界与刘渡舟的"六经脏腑经络"、叶橘泉的"六经方证药证"体系三足鼎立。

什么是"少阴病"呢？下面是五版、六版《伤寒论》教科书中少阴病的五个条文：

少阴之为病，脉微细，但欲寐（281）。

少阴病，始得之，反发热脉沉者，麻黄细辛附子汤主之（301）。

少阴病，得之二三日，麻黄附子甘草汤微发汗，以二三日无证，故微发汗也（302）。

少阴病，得之二三日以上，心中烦，不得卧，黄连阿胶汤主之（303）。

要讲少阴病，首先必须得说太阳病，太阳和少阴相表里，太阳篇中有两个非常经典的方子，一个是麻黄汤，一个是桂枝汤。五版《伤寒论》教科书里提到，麻黄汤的病机是卫阳被遏、营阴郁滞，麻黄汤营卫都不虚，是卫气郁闭，所以无汗。教科书上提到桂枝汤的病机是卫强营弱，但我认为营是正常的，而卫是虚的。"卫强营弱"应该怎么理解呢？我引用著名经方医家万友生教授的一段话，他曾经是江西中医药大学陈瑞春教授的老师。万老在著作《寒温统一论》中提到："卫强指的是病理上的风寒邪气强盛，而不是生理上的卫阳强盛。"《伤寒论》第53条提到，"病常自汗出者，此荣气和，荣气和者，外不谐，以卫气不共荣气和谐故尔"，此处的"荣气和"说明营气是正常的，"外不谐"说明卫气弱，从而出现营卫不和，自汗出。所以我认为营应该是正常的，卫气是弱的。桂枝汤的病机是"营正常而卫气弱"的营卫不调，而不是"卫强营弱"的营卫不调。

少阴病与太阳病相表里，少阴病称作表阴病，表阴病到底指的是什么呢？经方家冯世纶教授的著作里面提到少阴病的两个代表方，一个是麻黄附子甘草汤，一个是桂枝加附子汤。桂枝加附子汤和麻黄附子甘草汤都用了附子，那么从用药上反推少阴病的病机是什么？是营弱。桂枝加附子汤方证病机是营弱卫也弱，表现为汗出不止。而麻黄附子甘草汤虽营弱，但卫是正常的，卫的功能是固卫肌表，卫正常，所以不出汗。

太阳病表阳证的"阳"是什么？阳就是营气正常，或营强。少阴病表阴证的"阴"是什么？阴就是营气弱，营主营养和化生血液，营虚了，阳气自然也就虚了。那么少阴病的临床表现为：脉沉细、恶寒恶风，周身疼痛，手足寒，鼻塞，流涕，低热或无热。我常常从两个方面去理解少阴病的病机，第一个是太阳病表阳证转入少阴病表阴证。太阳病，发汗不得当，汗出伤营，营气虚弱，津液亏导致阳气伤。另一种方面是原发性少阴病表阴证。患者素体阳气虚，营气弱，肾精亏损。阳虚不达四末，故恶寒、恶风、手足寒；阳虚筋脉失养，故周身疼重；外邪袭表，邪正交争故鼻塞、流涕、低热或无热。

这次演讲，我主要说四张方子。下面我们看第一张方：桂枝加附子汤。"太阳病，发汗，遂漏不止，其人恶风，小便难，四肢微急，难以屈伸者，桂枝加附子汤主之。"这是经典的阳证陷入阴证（表阴证）的方子。本方临床应用于消渴病的寒消、风湿痹证、外感病后低热不退等。临床的适用症状：病人常常是形体消瘦，血糖控制不佳，或为1型糖尿病患者，自汗或盗汗，关节疼痛麻木，尿频、尿急、尿痛。所有这些症状都涵盖在整个桂枝加附子汤的原文中。

解释一下，表阴证临床表现是恶寒、恶风、四肢微急，其病机为津伤营弱，伴阳气伤。津伤为什么还用附子呢？民国期间上海名医陆渊雷说："津伤而阳不亡者，其津自能再生；阳亡而津不伤者，其津无由后继，是以良工治病，不患津之伤，而患阳之亡……桂枝加附子汤之证，伤津而兼亡阳也，仲景则回其阳而已，不养其律，学者当深思之。"

前面已经提到桂枝加附子汤和麻黄附子甘草汤一个有汗、一个无汗，但都是少阴病，二方同用附子振奋沉衰，以治表证之陷于阴者，不同之处在于一方配桂枝以解肌，一方配麻黄以发汗。这是冯世伦教授的观点。

下面我们来看第一个病例，这是我刚刚开始学中医的时候治疗的一个病人。王某，女，43岁。就诊日期：2003年7月。主诉：发现血糖增高6年，尿频、尿急5年，自汗、盗汗2个月。患者10年前体检时发现血糖高，间断予优降糖、达美康口服降糖治疗，血糖控制尚可；5年前出现尿频、尿急反复发作，伴周身疼痛拘急；

2个月前自汗出、盗汗，恶寒甚，予多种中西药物治疗无效。刻下：体型消瘦，面色㿠白，恶寒、恶风，乏力，口中和，大便可，自汗出，盗汗，四肢关节疼痛，还经常发作泌尿系感染，膀胱镜检查没有慢性肾盂肾炎的改变。尿常规：白细胞、红细胞微量。舌红，苔薄白，脉沉细。

我认为，上述所有症状用桂枝加附子汤条文都能解释。辨为表阴证，予桂枝加附子汤加茯苓、苍术等，调理1个月后，诸症缓解。

让我们再来看第二张方子：真武汤。"少阴病，二三日不已，至四五日，腹痛、小便不利、四肢沉重疼痛、自下利者，此为有水气，其人或咳，或小便利，或下利，或呕者，真武汤主之。"真武汤除了在少阴篇里面提到，还在太阳篇里面提到："太阳病发汗，汗出不解，其人仍发热、心下悸，头眩，身瞤动，振振欲擗地者，真武汤主之。"我认为，真武汤既治疗太阳病，又治疗少阴病，所以更适合治疗由表阳证转入表阴证的少阴病。

真武汤处方组成是生姜、白芍、茯苓、白术、附子五味药。临床上主要治疗：慢性肾小球肾炎，肾病综合征，眼睑及双下肢浮肿，甚或腹水等；高血压Ⅱ～Ⅲ期，高血压性心脏病，充血性心力衰竭，高血压合并肾功能不全等。真武汤的病机就是教材中常常提到的阳虚水泛证。阳气虚，患者表现精神萎靡，畏寒肢冷，脉沉细，舌体多呈胖大状，舌淡红或淡白，苔白或灰黑，舌面润滑。水泛证表现为浮肿或腹泻，或小便不利，或心悸震颤，或头晕欲倒等。此方为温阳利水剂，用后小便量增加，血压可趋稳定。

下面让我们来解析一下真武汤。刚才讲过，少阴病的一种情况是表阳证转入表阴证：发汗后，汗出表证不解，阳证陷入阴证，表阴证形成；另一种情况是素体肾阳气不足，肾主水，虚不治水，水邪泛滥。临床上可见眼睑、双下肢浮肿或汗出、恶风、手足寒，病邪仍在表，所以称作表阴证。既然真武汤是表阴证，那么真武汤用什么解表呢？

我认为，真武汤方中，生姜解在表之水，附子温助阳气，茯苓、白术利水，还有，《神农本草经》云：芍药，利小便。关于生姜解表问题，我要稍微花点时间说明一下。单味生姜解表在《伤寒论》里多次提到。另外，冯世纶教授在解读桂枝去桂加茯苓白术汤中关于去桂和去芍的问题时，对生姜解表予以充分论述："《医宗金鉴》认为：桂枝去桂当是去芍药之误，因为头项强痛的表证还在，去桂则无力解表。我认为，服桂枝汤发汗或下之，皆伤津液，津伤重者可陷入少阴（如真武汤证），津伤轻者可能还在太阳之表。津伤重证（如真武汤证）虽有表证，但因津虚而不再适合用桂枝发汗解表，唯宜生姜微发其汗。"

还有，我认为生姜解表还有如下例证。《金匮要略》水气篇第20条："风水，脉浮，身重，汗出恶风者，防己黄芪汤主之。"此处解表，仍用生姜，生姜可解在表之水。防己黄芪汤这张方，临床经常与其他方合用，比如治疗出现浮肿、口渴、腹泻症状的病证，合五苓散；治疗气短、自汗，合并糖尿病者，合黄芪桂枝五物汤。这种情况也并不难辨析，比如，大胖子，看着很壮实，但人是虚胖的，书中称为"尊荣人"，可合用黄芪桂枝五物汤；治疗腰痛、下肢浮肿者，合济生肾气丸……

上面说的是少阴病的水，其实水饮更多见于太阴病。那么，少阴病和太阴病有什么区别？少阴病是表阴证，在脏常见"肾阳气虚"；太阴病是里虚寒证，在脏常见"脾阳不足"。太阴病也分为两种情况，第一种情况就是里虚寒，病位在里，脾阳虚。临床表现为呕吐，腹泻，腹胀满或大便干，苔白滑，脉沉细。注意，这时候常常出现少阴太阴合病，病人既有恶寒、手脚凉或四肢疼痛的少阴证，又伴里虚寒太阴证的腹泻、呕吐等症状。另一种情况是里有水

少阴病辨识与临床应用

饮内停，但没有脾阳虚腹泻、腹满等里虚寒的症状，如五苓散证。当然，五苓散证除了水饮内停的太阴病，还有其他经病。冯世纶教授认为五苓散是太阴、阳明、太阳合病：脉浮为太阳表证；水停心下，胃中停水太多，为太阴病；可见水逆，可有心下痞，似脾阳不足但非泻心汤证，只是水停中焦而已，饮邪郁久化热，其人渴而口燥烦，表现为阳明证。此方证为外邪里饮证，更精确地说为太阳、阳明、太阴合病，方中桂枝解表，白术、茯苓利水，泽泻、猪苓清阳明热邪兼利水饮。

从方证鉴别角度，我们再看看五苓散的类方茯苓甘草汤、茯苓饮。"汗出不渴者，茯苓甘草汤主之，汗出而渴者，五苓散主之。"《金匮要略》痰饮咳嗽篇附方："《外台》茯苓饮，治心胸间停痰宿水，自吐出水后，心胸间虚，气满不能食，消痰水，令能食。"茯苓饮临床上主治水饮停于中焦证，症见腹胀满或大便干。方中生白术通便，陈皮 30g 理气消胀。

综上所述，真武汤的水起于肾阳不足，水溢肌肤，病位在表，为表阴证；五苓散、茯苓饮、茯苓甘草汤的水在中焦、在里，为无表证的浮肿，表现为腹胀满或大便干，或呕吐，或腹泻。这样看来，少阴病与太阴病的确是不同的，少阴病有表证，而太阴病无表证。

再看第二个病例，王某，男，63 岁，河北保定人。2012 年 11月患者发现双踝部肿胀，于 12 月 19 日在北京朝阳医院住院，查24 小时尿蛋白定量 5.26g，血白蛋白 23.6g/L，肾脏活检示膜性肾病 II 期，给予阿司匹林抗凝治疗，未服用科素亚及利尿治疗。2013年 3 月 9 日来我处初诊。刻下：眼睑浮肿，下肢浮肿尤甚，按之凹陷不起，尿少，无口干、口苦，无汗出，手足凉，恶寒，大便正常，眠可。舌白腻，脉沉细。

辨为少阴病，阳虚水泛证，予真武汤合升降散加白花蛇舌草

30g，苍术15g，生薏米30g，山药30g，黄芪30g，当归15g治疗，2周后眼睑浮肿减轻，双下肢浮肿无好转。

二诊予真武汤合用黄芪桂枝五物汤，1周后浮肿消失，24小时尿蛋白定量2.13g，目前该患者仍在随访治疗中。

我们再来看第三张方子，桂枝加龙骨牡蛎汤与二加龙骨牡蛎汤。"夫失精家，少腹弦急，阴头寒，目眩，发落，脉极虚芤迟，为清谷亡血失精，脉得诸芤动微紧，男子失精，女子梦交，桂枝加龙骨牡蛎汤主之。"这张方辨证为太阳阳明合病。桂枝加龙骨牡蛎汤去桂枝再加白薇和附子之后，称作二加龙骨牡蛎汤，主治少阴阳明合病。二加龙骨牡蛎汤临床上的应用指征：患者形体消瘦，自汗或盗汗，关节麻木或疼痛，尿频、尿急或合并慢性前列腺炎，心悸、失眠、遗精、阳痿等，舌质多淡红或淡胖，苔薄。2004年我在中日友好医院男科跟随经方家冯世纶教授学习，看冯老经常用二加龙骨牡蛎汤这张方治病，尤其多用于治疗遗精、慢性前列腺炎疾病而表现为尿频、尿急的患者。同时患者或有心中烦热、失眠等表现。记得当时我自己颇多不解，为什么这个方子既可以治疗尿频，又可以治疗失眠呢？后来通过在肾病科的临床实践发现，本方的疗效还真的不错。二加龙骨牡蛎汤，其中基本包含桂枝加附子汤方（注意：胡希恕先生用二加龙骨牡蛎汤时，一般不去桂枝），桂枝加附子汤治疗少阴病，我们在上面已经提过了；加龙骨、牡蛎、白薇清上热，治疗阳明病，所以说二加龙骨牡蛎汤是少阴阳明合病。阳明是什么病？阳明就是胃家实也，临床表现有实热证或虚热证。阳明病实热就是白虎汤或白虎加人参汤证，大热、大渴、大汗出、脉洪大。二加龙骨牡蛎汤这张方主治少阴阳明合病，其中的阳明之热是虚热而不是实热。二加龙骨牡蛎汤的病机为：一方面汗出津伤致阳气虚，肾阳或肾精不足；或为素体阳气虚，肾精亏损。下虚则寒，故少腹弦急，阴头寒。临床可有尿频、尿急、遗精等症状。另一方面上实则热，故目眩发落。肾水不制心火则临床常见心悸、自汗、盗汗，久之伤津耗气，形体消瘦。此时的阳明之热源于少阴之寒，所以是虚热。由此可理解，太阳阳明合病常常是实热证，如葛根芩连汤、麻杏石甘汤等方证；少阳阳明合病，如小柴胡加石膏汤也是实热证。而虚热的阳明病常是少阴或太阴所合之阳明病，如二加龙骨牡蛎汤，还包括下面要提到的黄连阿胶汤、猪苓汤、小建中汤等。胡希恕老先生曾用桂枝加龙骨牡蛎汤、二加龙骨牡蛎汤治疗遗精。二加龙骨牡蛎汤的附子量不大，3～6g。

再看看包含"虚热"的方剂——小建中汤。"虚劳里急，悸、衄、腹中痛、梦失精、四肢酸痛、手足烦热、咽干口燥，小建中汤主之。"这张方见腹中痛，则为太阴病表现；悸、衄、手足烦热、咽干口燥，为阳明病表现；四肢酸痛，则或有太阳表证。小建中汤的组成是桂枝汤倍芍药加饴糖，是太阴阳明合病。《本草汇言》提到，饴糖入阳明、太阴经。小建中汤病机：方中用桂枝汤调和营卫，营卫是什么？胃为卫之本，脾为荣之源（参见《灵枢·营卫生会》："人受气于谷，谷入于胃，以传于肺，五脏六腑，皆以受气，其清者为营，浊者为卫"）。津液虚，阳气伤。阳气伤于下，可致肾阳虚；阳气伤于中，更见脾胃阳气不足。小建中汤的根本病机就是中焦阳气不足，故用桂枝汤治本，调和营卫；加饴糖，益胃生津液。因为津液伤、脾胃虚，临床上出现虚烦、虚热、咽干口燥等症状。胡老在书中也提到小建中汤津液虚所致的虚热表现。所以，我认为太阴阳明合病亦为虚热。再强调一下：太阴或少阴合并阳明就是虚热，太阳或少阳合并阳明就是实热。

看下面这则病例。林某，女，43岁，江西景德镇人。就诊日期：2012年8月6日。主诉：尿频、尿急5年，失眠3年，糖耐量异常半年。患者5年前出现泌尿系感染后经常尿频、尿急、尿痛；3年前开始失眠，每晚服用舒乐安定才能睡2～5小时，间断去广州、上海治疗，服用中药汤剂并无好转，所开处方多为镇静安神、清热利湿之品。近半年增尿频、尿痛，痛苦至极，半年前发现糖耐量异常。刻下症见：乏力、口干、手足心热、烦躁、汗出、尿频、尿急、尿痛、失眠，长期服用舒乐安定。舌淡红，苔薄白、腻。

辨为少阴阳明合病，予二加龙骨牡蛎汤。10剂后，停用舒乐安定后，每日可睡8小时，尿频减，尿痛，小腹痛。

上方加芍药合猪苓汤，2周后，诸症状减轻。

再看一个病例。姜某，男，18岁，黑龙江人。就诊日期，2013年9月12日。主诉：大便不成形10年。患者10年来间断出现大便不成形，伴腹中痛，予多种中西药治疗无明显改善。刻下症见：乏力，心中烦热，手心热，脚凉，无自汗、盗汗，腹中时痛，大便不成形，每日5～6次，遗精、滑精，睡眠差。舌苔薄白，脉沉细。

辨为少阴阳明合病。予二加龙骨牡蛎汤合黄连汤，两周之后电话随诊，服药期间的前三天遗精3次，以后从未遗精，大便逐渐成形，每天1次，腹痛减轻，遗留心中烦热症状。

二诊予二加龙骨牡蛎汤合黄连阿胶汤，症状明显改善，随诊中。

让我们一起看第四张方子，也是最后一张方——猪苓汤。"少阴病，下利六七日，咳而呕、渴，心烦不得眠者，猪苓汤主之"（319）；"若脉浮，发热，渴欲饮水，小便不利者，猪苓汤主之"（223）。本方临床上用于治疗急慢性泌尿系感染的尿频、尿急、小便不利以及心烦、失眠、渴欲饮水，或慢性肾小球肾炎、肾病综合征见水肿、口干口渴、舌苔黄腻等症状。冯世纶教授对猪苓汤的界定为阳明病，但我认为，是否将猪苓汤界定为少阴阳明合病更合适？

猪苓汤和五苓散的病机都是水停，其临床症状也很相似，但五苓散有表证，以水饮停于中焦为主；猪苓汤是素体肾阳不足，以水饮停于下焦为主，而且猪苓汤饮邪化热远比五苓散要重得多。当然这只是我自己思考，是否准确需要大家指正。猪苓汤为少阴阳明合病，津液虚、阳气伤为少阴本证；肾阳气虚损，水停下焦，见水肿、小便不利；上不能制约心火，而现心烦不得眠。所以猪苓汤能既利水同时又治疗心烦不得眠，和二加龙骨牡蛎汤方证有相似之处。但猪苓汤阳气虚损，水停下焦，水肿、小便不利较二加龙骨牡蛎汤重；猪苓汤津液虚，津液不上承而口干口渴，虚烦、虚热较五苓散重。所以猪苓汤没有用附子，而用阿胶养血敛营治其本，用滑石不单利下焦的热，还荡上、中焦之热。《本草纲目》云："滑石利窍，不独小便也，上能利毛腠之窍，下能利精溺之窍。"故猪苓汤用滑石清上下之热，用茯苓、猪苓、泽泻利水治其标。

黄连阿胶汤与二加龙骨牡蛎汤相似，也是少阴阳明合病，用于治疗"少阴病，二三日，心中烦，不得卧"。本方有明显虚热在上症状，与二加龙骨牡蛎汤相比，只是下虚的症状不太明显或者已经缓解而已。

看下面这则病例。张某，女，52岁。就诊日期，2013年3月11日。主诉：尿频、尿急，伴眠差3年。患者5年前体检查空腹血糖8.9mmol/L，多饮、多食、多尿，予格华止、拜糖平口服，血糖得以控制。3年前出现尿频、尿急，口干喜饮，眠差，彻夜难以入睡。刻下症见：乏力，头晕、口干口渴，时口苦，饮水多，纳差，下肢沉重，无汗出，尿频、尿痛，大便时干，眠差。舌红，苔薄白，脉细弦。

辨为少阳阳明合病：予小柴胡汤合白虎汤，服用2周病情改善不明显。

二诊考虑患者尿频、尿痛，应该是少阴、少阳、阳明合病，予小柴胡合猪苓汤加生薏苡仁调理 3 个月后，诸症明显好转。

　　最后，让我们小结一下。少阴病，无论是汗出津伤而致阳气虚的少阴病，还是素体阳气虚损的少阴病，其本质都是营气伤，阳气虚。临床表现有恶寒、手足寒或发热、浮肿、腰痛等表证，是与太阳病表阳证不同的表阴证。少阴病其本在肾，按脏腑辨析常常出现心肾不交证，表现为心悸不得眠的虚烦，是虚热证而不是实热证，即为少阴阳明合病。

误诊误治"悟"经方

鲍艳举

（中国中医科学院广安门医院副主任医师）

各位同仁，今天我跟大家分享的题目是"误诊误治'悟'经方"。我们平常无论是看书还是听讲座，或是去给别人做讲座，都喜欢列举一些非常有效的医案。这个病是用几付药治好的，那个疑难病例是怎么给治好的，我们可能都喜欢听这些"一剂知，二剂已"的医案，就是所谓的有效医案，但这次我和大家分享的是我在看病过程中遇到的一些误案，或者是一些并非得到了正确治疗的医案。我感觉这些误案使我对经方有了新的体会，对经方体系的认识也有了很大提高。所以我想大家在从医的过程中如果遇到误案，可以多总结一下。

由于时间关系，今天我就和大家交流以下三个方面的内容：第一是少阴病和阳明病的误治；第二是少阳病和湿热阳明病之间的误诊；第三是谈一下通过误案得出来的一点体会。

首先我和大家分享一下少阴病和阳明病的误治。举个医案，男性患者，84岁，这是一个高龄的患者，是我一个朋友的父亲。平常这个患者的体质就特别弱，八九十岁了，基础体温特别低，一般在36.5℃左右，很少有超过37℃的时候。最近他是从老家来北京看儿子，到北京后就感觉不舒服，一测体温37.5℃左右，随后吃了一些退烧药，但效果不好。后来我那个朋友就给我打电话，想让我给他老父亲看一下。当时患者的症状是什么呢？体温37.2～37.8℃，体温升高即头痛、恶寒、怕冷，九月份已经把厚衣棉裤全穿上了，纳少，眠可，二便调，舌暗红，苔少，脉沉细无力。

看完这个病例的时候，我有点窃喜的感觉，这不是典型的少阴病吗？《伤寒论》第281条，也就是少阴病的提纲证"少阴之为病，脉微细，但欲寐也"。因为以前我治疗过不少像这种发烧的少阴病，感觉对这个病例还是"十拿九稳"的，觉得肯定能治好。所以当时就给患者开了三剂麻黄附子细辛汤合麻黄附子甘草汤。

等患者服用三剂药以后，患者的儿子，也就是我的朋友，给我打电话说，效果不理想。原来患者最高体温也就37.8℃，还没有超过38℃，但吃了药以后，反而体温又升高了，体温已经超过38℃了。我只能再让患者复诊。

患者第二次找我看病的时候，给我说了一个新的症状，他说右手食指头疼。我说这我得仔细看一看，发现他的食指手尖有几个水泡，我说这个病肯定不是单纯的感冒，可能跟皮肤病有关。我当时怀疑患者可能得了湿疹、疱疹或是带状疱疹等皮肤病。不过，患者是在食指出现疱疹，我以前还真没见过带状疱疹发在食指上。于是，我赶紧带患者到我们皮肤科，找了一个专科大夫，人家一看，二话没说，这断定是带状疱疹。我说带状疱疹长在手指头上了，我还是第一次见到。

我当时就想：第一，该患者确诊是带状疱疹，第二，他用了麻黄附子细辛汤合麻黄附子甘草汤，用了这些热药不但没效，反而体温又升高了，所以我感觉以前的辨证可能有不当之处。

后来我重新为患者进行四诊，原来所诊为"二便调，舌暗红，苔少，脉沉细无力"，现在重新诊断：患者舌暗红，苔少，但是那个舌苔是少津液的状态，而且是比较燥，脉是沉细无力的，但是内在的滑象非常明显。大便虽然说是调的，但是患者回忆说大便总体上量少，而且特别黏腻。

综合以上的分析，当时我就考虑，该患者的低热可能是郁热在里的阳明病。

所以我就给患者开了龙胆泻肝汤加大青叶。临床上我曾治疗过不少带状疱疹，凡属郁热在里的阳性证，我常用龙胆泻肝汤加减或用柴胡剂加减，疗效还是不错的。所以说皮肤科一确诊为带状疱疹，我就心里有数了。结果，患者三剂龙胆泻肝汤加减服完之后，最高体温一下子降到了 37.5℃。而且 3 剂药后，手指头上的水疱慢慢就发出来了，还伴随一些疼痛。我又让患者去针灸科针了一次火针，疼痛明显缓解。此后该患者又调理了一周，体温完全正常了，疼痛也消失。

这个病例就是一个典型的"真热假寒"。为什么里边内在的实热、郁热会表现出"脉沉细，但欲寐，乏力，恶寒，低热"的少阴病的表现呢？下面还有个医案，讲完这个医案后咱们一块儿分析一下。

第二个医案，患者是 54 岁的男性，他因为脑梗死，住在某三甲医院的急诊科病房。患者的主治医师是我的研究生同学。这位患者住院一段时间，效果并不理想，所以，我那同学就拿着该患者的病例给我看，和我一起研讨。当时的患者主诉：左侧肢体活动不利，口干，口苦，头痛，乏力，纳差，大便略干，1～2 天一行，恶寒，舌暗红，苔黄腻，苔沉细滑。

通过查看病程记录，我看到主任第一次查房时开的是麻黄附子细辛汤加了一些活血的药物。结果呢？患者刚入院的时候大便还是 1～2 天一行，但是吃完汤药以后，不但饭吃得少了，还出现恶心呕吐，而且大便更不通了。

这个病程记得非常有意思，你看患者的症状就是按照特定的顺序变化的：

刚开始恶心、呕吐，服用了一些胃复安片，先是口服，然后肌注，随后输液，最后把抗肿瘤的一些止呕药也用上了，但患者还是时常恶心、呕吐。

此外，患者大便干从 1～2 日一行，发展到 3～4 日一行，服用中药期间还用了一些通便中成药如苁蓉润肠口服液、麻子仁丸，但疗效欠佳，后来又用了开塞露，后又换成甘油灌肠剂，因疗效不好又改为中药灌肠。

患者症状一步一步加重，中药处方始终是麻黄附子细辛汤为底子，有时还合用四逆汤、理中汤。这个病人的脑梗死症状始终没有缓解，而且烦躁、失眠较以前都加重。

我看了这个病例，感觉非常有意思，所以今天和大家一起分析一下。该患者口干、口苦、口渴、大便干、舌苔黄腻、暗红，这是典型的少阳阳明合病，实热在里。你想阳明腑实证合并上少阳病，用一些性味很热的药物，患者肯定会出现胃气上逆的，比如纳少、恶心，而且若此前就有恶心、呕吐，现在肯定会加重。该患者的大便干是阳明腑实证的表现，若用热药以后大便会更不通了，才会出现患者现在的所有症状。

所以我给该患者开的方子是大柴胡汤合大承气汤、桂枝茯苓丸加减。服药不到一周，患者的大便通了，而且胃肠功能也开始得到恢复，慢慢吃得多了。同时肢体活动无力的症状也明显得以缓解。患者又在病房住了十天左右就出院了。

通过上述两个案例我们来分析，为什么有些阳明腑实证会表现出恶寒、怕冷、乏力等寒象呢？我是这样理解的：恶寒、怕冷的实质是有温差。平时我们为什么不感到恶寒、怕冷呢？就是因为我们的体温与外界温度有个相对恒定的温差。假如温差改变了，我们就会感觉恶寒、怕冷。比如我们刚洗完澡，身体还很热，即便到常温的地方，也会感觉到恶寒、怕冷。再比如我们发烧了，自己的体温升高了，和外界正常温度相比也产生温差，就会出现恶寒、怕冷现象。还有，比如某些患者体质虚弱，自己的基础体温降低了，与外界温差改变了，也会出现恶寒、怕冷。前面讲的第一个病例是年高体弱的患者，郁热在里，不能外发，脉多表现为沉细、无力，全身感觉乏力，这是因为患者内有郁热，与外界温差就发生改变，所以就恶寒、怕冷了。第二个病例也是因为体内有热，导致与外界产生温差。请注意，少阴病和阳明病很容易误治。现在很多年轻女性，脉滑而有力，舌干口燥，但是就是怕冷、手脚凉、月经不调、痛经，临床上请大家千万要注意。

下面我再和大家分享一下少阳病和湿热阳明病的误诊，这种情况在临床上是非常多见的，我通过以下三个医案和大家交流一下。

第一个医案是我刚学经方不久时遇到的。一位女性患者，46岁，主诉：间断头晕心慌 3 个月。患者既往有高血压病史，血压波动较大，高压波动在 110 ～ 160mmHg，低压波动在 70 ～ 110mmHg。3 个月前，患者无明显诱因出现头晕、心慌，住院后复查生化、甲功等均未见异常，血压波动大，亦未明确原因，为求中医治疗前来我处诊治。患者当时症状有头晕，心慌，胸闷气短，眼干，口干口苦，渴欲饮水，腰酸，腿沉腿肿，膝关节疼痛，乏力，烦躁，眠差，纳差，偶有腹胀满，大便调，舌淡红，苔黄腻，寸脉沉，关尺略弦滑。

首先，这个病人舌淡红、苔黄腻及脉沉滑，考虑患者湿热内蕴。湿热上冲心胸及清窍，故可见头晕眼干、心慌、胸闷、气短、口苦、脉弦。当时我考虑患者口苦、胸闷、脉弦为阳明病，没有考虑到少阳病。湿热内阻中焦，故可见纳差、腹胀；湿热下注，故可见腰酸、腿沉、腿肿、膝关节疼痛。

当时我给患者开的是三仁汤合上四妙散加菊花、生石膏。我当时对这个病例信心十足，患者湿热内蕴这么明显，我给他用清热利湿的药，肯定会有明显效果，保守点说，百分之八九十会有效。结果呢？完全出乎我的意料，患者服药后口干口渴、胸闷气短等上述症状如前，没有明显的改善。

后来我又仔细考虑了一下，这位患者口干、口苦、脉弦，虽然是湿热内蕴导致，但已不是单纯的湿热内蕴阳明病了，而是部分湿热内蕴阳明病转化到半表半里阳证的少阳病。所以，我觉得该患者除了有湿热内蕴的阳明病之外，还有少阳病的存在。因为病人的大便基本正常，于是我就在前方的基础上又加了个小柴胡汤。结果服了七付药以后，患者胸闷气短、头晕、眼干等症状明显好转，腰酸、腿沉、关节疼痛也有较明显好转，睡眠得以明显改善，吃饭也较以前好转。我用上方为基础为患者调理了一个月左右，患者病情比较平稳，而且血压波动也基本正常。这个病例有口干、口苦、脉弦、胸闷气短（类似于胸胁苦满）等少阳病的表现，我没有太多关注，侧重于从阳明病湿热入手治疗，结果导致了误诊误治。

这个案例，代表了我对《伤寒论》学习应用的第一阶段，也就是说对基本的六经辨证并不全面，不能毫无遗漏地进行辨证，导致本案临床疗效不佳。

第二个医案，患者是个女性，49岁。两周前，患者因饮食不节及劳累，渐出现乏力，纳差，晨起眼皮肿，前来诊治。刻下症见：乏力，纳差，口干口苦，无渴欲饮水，晨起眼皮肿，至午后逐渐消失，腿沉腿肿，二便调，舌淡红，苔白腻，脉弦细滑。

当时我考虑患者口干口苦、纳差、脉弦为少阳病，方选小柴胡汤和解少阳；患者舌苔白腻、腿沉腿肿、乏力、脉细滑考虑为湿热内蕴、湿热下注之阳明病，合用四妙散清热利湿；又因患者晨起眼皮浮肿，相当于风水证，又选用越婢加术汤。

我想，如此辨证准确无误、丝丝入扣，必然会有良好的效果。

但是结果出乎我的意料。患者服用第一付药后就出现胃脘痞满不适、饮食难下，其他症状也没有明显的改善，就又来找我复诊。于是我又重新思考，苦思冥想之后，我考虑这个病人的舌苔白腻、脉弦细滑，三焦湿热比较明显，又合并有口干苦、脉弦的少阳病。湿热阳明病与少阳病之间，会不会有所关联呢？本案有湿热阳明病和少阳病，但是少阳病为次，不是最主要的。这个时候用上和解少阳的柴胡剂，有可能反而不利于湿热的排泄，所以就会出现那种胀满、痞满感。我不知道大家用柴胡剂治疗湿热证是否出现过痞满或者胃胀不适的情况？大家在以后的临床上可以关注一下。后来我就把小柴胡汤去了，用四妙散合上三仁汤，再合越婢加术汤。结果患者服完 5 付药以后，诸症大减，食纳增，胃脘痞满消失，口苦、晨起眼皮肿消失，舌苔由白腻转为薄白，患者症状明显缓解。

第三个医案，患者是个女性，61 岁，我那时在发热门诊工作，这个病人是因为发烧来治疗的。当时患者症见：发热恶寒，周身酸疼，汗出，口干口苦，渴欲饮水，无咽痛，时有咳嗽咳痰，面部有皮疹，舌红，苔薄黄，脉浮滑。该患者为过敏体质，对杏仁、牛奶、大部分中西药过敏，面部皮疹也是由于服用某种西药过敏导致的。后来患者又服用中药，结果还是过敏。这次发热不敢去西医院，只能来中医院治疗一下。

综合患者的整体症状，辨证为三阳合病，方用小柴胡汤合上麻杏石甘汤加菊花，三剂，每日一剂。患者问面部皮疹能否治疗？我答曰：应该可以。我想先治疗外感发热，待外感病痊愈了再治疗皮疹。本次治疗为了给患者清热利湿止痒，我临时又加了白鲜皮。

患者服完上方第一付药后就汗出了，体温逐渐维持在 38℃左右，周身不适明显缓解。又服了两付药，感冒症状全部消失了，而且面部湿疹也较前明显好转。后来这位患者就找我专门调理面部皮疹。

因为我平时治疗了不少湿疹，疗效还不错，就觉得治好患者的面部皮疹应该没问题。上次是用柴胡剂加减，这次我想用一个专门治疗湿疹的方子，想必患者面部湿疹会有更大的改善。患者湿热内蕴明显，我就用了消风散加减，还加了白鲜皮，合上麻杏石甘汤。这次患者服完药以后，疗效欠佳。患者和我说："鲍大夫，您这次专门治疗湿疹的方子，还没有上次您治疗感冒的方子效果好呢。"当时我非常惊诧，就赶紧调整思路，重新仔细观察这位患者的症状和体征。患者平素急躁易怒，而又有口干口苦、舌红、苔薄白腻、脉弦滑有力。

这是少阳病合并有湿热内蕴阳明病。这时候患者以少阳病为主。虽然有湿热的成分，但是从总体上来看以少阳为主，所以就应以小柴胡汤加减，合上麻杏石甘汤，再加一些疏风清热和清热利湿止痒的药物。结果5付药以后，患者面部皮疹由暗红色转为淡红，瘙痒消失。又服药两周后，皮疹完全消失。

好，谈完案例，再谈谈我学习和运用经方的三个阶段。如上案例，是我学习过程的真实写照。临床上我经常会遇到一些患者，虽然我开的方子没有效，但患者还是会来找我复诊，对于这样的机会，我往往格外珍惜。大家也一定非常珍惜这些无效的病例，因为误案往往是使我们临床水平得到突破性提高的很好机遇。通过误诊误治，我也"悟"到了经方临床的更多精髓：运用六经辨证想达到得心应手的境界，要注意以下四个方面。第一是准确性，第二是完整性，第三是一致性，第四是连贯性。

第一是准确性。什么是准确性？你既然用六经辩证，一定要对六经的内涵和外延有明确的认识。对于六经的认识，绝对不能仅仅停留在六经提纲证，一定要有所扩大。以太阳病的内涵和外延为例，太阳病是表阳证，各种病邪在表会导致的阳性证就为表阳证，即太阳病。那么太阳病的辨证要点是什么呢？我总结了五点：第一是恶寒恶风，第二是脉浮，第三是头痛、身体疼痛及关节疼痛等各种痛症，第四是眼皮肿、面部浮肿等风水证，第五是身痒、皮肤粗糙、伴随渗出物等各种皮肤病。这五点都是太阳病的外延，当然不是说看见这五点中的任何一点就判断为太阳病，还需要仔细辨析。

第二是完整性。经方辨证不可"顾此失彼""一叶障目"，一定要对六经进行全面完整地辨析，不能忽略一些经的病。比如说有些患者是少阳阳明合病，你单纯辨出了少阳病，没有辨出阳明病，这时你单用少阳方剂，效果就可能不太好。

第三是一致性。曾有学员问我如何看待"脉症分离""舍脉从症"和"舍症从脉"？当时我们上学的时候确实有这样的说法、这样的概念，后来学完经方以后，我感觉这些说法都是错误的。为什么是错误的呢？因为人作为一个整体，症和脉一定是对应的，当你感觉不符合的时候，肯定是你对患者内在、细微的病机没有辨析出来而已。我记得有位化疗后的男性患者，从进诊室那一刹那间就能感觉这位患者是"虚证"：面色苍白，乏力，气短，咳痰，说话有气无力……结果呢？我是用大柴胡汤加减治疗的，患者的以上症状均有明显改善。所以我们在临床上遇到脉与症不符合的时候，肯定是你没有发现细微的病机而已。

第四是连贯性。连贯性体现在哪儿？体现在六经的因果、主次以及病机转归上。比方说有些上热下寒证，是由上热转为下寒的，还是从下寒转到上热的，对不同的变化，治疗起来是不一样的。有时候你需要先解决下寒，有时候你需要先解决上热，有时候上热下寒同时治疗。

好，因时间关系就说到这儿。谢谢大家。

两位社区医生的"魅力经方之旅"

北京中医药学会仲景学说专业委员会"中医经方进社区工程"

全科医师学用经方感悟

王伟

（北京海淀区羊坊店社区卫生服务中心）

　　我是一名西医全科医师，在多年的临床工作中，深深体会到西医在许多方面的不足与无奈。比如，许多疾病的衰竭期、癌症的晚期以及许多化验、辅助检查阴性却无法用西医疾病解释的病证（如无名原因出汗）等，西医大夫感到力不从心，束手无策，而中医却有许多辨证分型，疗效显著。我在临床中经常遇到这种情况，比如，病人反复迁延的咳嗽，用西医抗炎方法治疗无效，拍 X 光片及血常规均正常；再如，对于皮肤病，西医一般用抗感染、激素等治疗方法，而疗效常不尽如人意。这时我就会建议患者去中医专科服中药治疗。以前开中成药也是仅根据说明书，无辨证可言，显效甚微。我认为只有中西医结合，才是最理想的治疗疾病的方法，才能解决大部分病人的病痛，我曾想自己学习中医，又不知从何学起。

　　自从参加了北京中医药学会仲景学说专业委员会"中医经方进社区工程"的经方学习班，我才豁然开朗，找到了一条学习中医

93

的捷径。经方的理论来源于《伤寒论》，来源于八纲六经，直至今日，经方所展示的群体疗效，是后世方难以超越的。经方的形成经历了千百年的锤炼，是千百年医家临床积累的精华，是我们后人用之不尽的宝藏。

本次培训班的各位中医名家、讲师，都以各自不同的经验，深入浅出地给我们精讲了临床常见疾病如感冒、咳嗽、糖尿病、失眠、慢性胃炎等的经方辨证分型，还讲了从某个经方汤剂入手告诉我们如何临床应用。

学习经方后，利用所学，我在自己及家人身上试验，取得非常显著的疗效。我本人近3个月，自感倦怠，每日晨起时精力充沛，一到下班即感乏力困倦难忍，不到9点即睁不开眼，倒头便睡，一直睡到第2天7点，每日如此反复，自己很苦恼。还想利用晚上时间学习"充电"，可是力不从心，自己非常悔恨。做了全面的检查，除了血糖稍高外，一切正常。正在我苦恼之时，听了经方专家冯学功教授的课，谈到对亚健康状态的患者可用黄精、茯苓、陈皮、生姜等4味药组成的经典小方来治疗，我看到我的症状跟冯教授讲的亚健康状态很相似，就试着抓了3剂，当天服用后晚上就感到精神头儿上来了，服3天后症状完全消失，近日复查血糖及糖化血红蛋白的数值也较以前明显减少。我由衷感叹我国中医学的神奇。

另外一个例子是我的一位亲戚，50多岁，男性，患糖尿病多年，饮食控制严格，目前注射胰岛素与口服降糖药联合应用，血糖依然控制不佳，胰岛素已经打到极量，看过各家大医院的名医，并无改善，患者因此脾气暴躁，已自暴自弃，不想再治疗，伴失眠乏力，便稀。自听了北京中医医院刘宝利老师讲治疗糖尿病的这堂课，我又仔细询问分析了家人的病证。他平时工作压力大，易心烦，虽然主食量控制，但经常在外就餐，难免常吃大鱼大肉，能量严重超标。他体型胖，症状与刘老师讲的比较相似，泄泻的辨证分型也与刘老师讲的很相符合，属于葛根芩连汤证。我试着让他去药店抓了5剂，刚服了3剂即感到轻松，乏力症状减轻，睡眠改善，大便正常，1周后复查空腹血糖，由原来的15mmol/L降到9mmol/L。他非常高兴，整个人都像变了似的。我自己也没想到会有如此的效果，我仔细看看书，葛根是解表药，芩、连是清里热药，同时葛根能升阳止泻。这种糖尿病是热邪入里、表里同病的病因病机，中医从全面辨证、全身调理的角度进行治疗。这么好的疗效是我所没有想到的，这大大增加我继续学习中医的决心。

两个多月的经方学习即将结束，我们还有不舍之情，因为我是纯西医专业毕业的，仅靠这么短的时间学习经方，还是远远不够的。今后我要运用各中医专家传授我们的学习方法，继续学习下去，回去学以致用，不断摸索。经过我们的不懈努力，我国经方这一国粹会不断发扬光大，让世人竖指称赞！

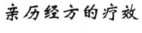

亲历经方的疗效

黄勇

（北京海淀区甘家口社区卫生服务中心外科医师）

虽然我是一名西医外科医生，但我也是一名中医的爱好者。我和中医是怎么结缘的呢？因为经常感冒，我开始吃中药、学中医、爱中医，走进了中医世界。

十多年以来，不经意的受凉就会让我感冒，已经到了防不胜防的地步，很是痛苦。最严重的时候，每逢离开家外出，我必须每天按时服用玉屏风口服液或颗粒，以防止受凉后感冒影响身体，不能顺利地工作和生活。

三年前，我又感冒了，这次很严重，西药无效，只好求助于中医。那年元旦后不久，我开始全身乏力，只在躺着的时候感觉好些，不能接触冷空气，否则接触后两小时左右就会发热，体温37.3℃左右，饮食好，大小便正常，看过多个中医大夫，服药后仅能维持两三个小时，之后症状完全如前。无奈，通过网络找到了当时在百姓中非常有名的北京中医药大学的教授《伤寒论》的某著名教授，他用经方治疗：

干姜 10g，细辛 5g，五味子 10g，法半夏 10g，茯苓 30g，桂枝 10g，白芍 10g，炒白术 10g，生黄芪 18g，防风 10g，苍耳子 10g，辛夷花 6g，炙甘草 4g，生姜 3 片，大枣 5 枚。

服两付药后，感冒症状以及疲乏感减轻很多，但继续服药则没有完全缓解。感冒的症状使得我颇感紧张，那一年直到 4 月中旬，我不敢乘坐其他交通工具，因为不敢见风，不能让风吹着了，所以只能一直坐家人开的车，小心翼翼尽量避免风吹。我遇到别人感觉不到的凉风或和风，一般两个小时后就会出现乏力，下肢沉重不适，身体发热。每当此时，我就会煮上桂枝汤加玉屏风颗粒喝下去，则很快就会缓解。

2013 年 3 月，"中医经方进社区工程"——经方学习班开课了。短短的两个多月的时间，学习班不仅让我学到很多经方知识，还让我遇到了许多教授经方的老师。其中，鲍艳举老师为我处方：

现症：皮肤肿满，易出汗，食后胃胀，嗳气，肝区胀，便干，尿黄。

柴胡 18g，黄芩 10g，法半夏 10g，枳实 15g，白芍 30g，生甘草 5g，生大黄 15g，桃仁 30g，桂枝 8g，茯苓 30g，丹皮 15g，厚朴 30g，陈皮 30g，生龙骨、牡蛎各 45g，川牛膝 15g，黄柏 10g，生石膏 60g，生薏米 30g，苍术 10g，生姜 3 片，大枣 5 枚。

吃到第二剂时，我的皮肤出现一种很久都没有的舒服感，以前的饱满触痛感减轻了许多，双腿也轻松有力。坐汽车时，开着窗户的风吹过来也不觉得像以前那样凉冷了。吹风后的不适感也轻微了很多。现在还有些许不适，有时还是会在受凉后有疲乏、颈背僵硬等不适，目前还在继续用中医治疗中。

通过经方班学习，我对经方有了更多的了解和感受，经方大多用药味少，但其效果常立竿见影。体验经方、学好经方，将成为我的中医梦的主旋律。

六经辨证治法

刘观涛

（北京中医药学会师承工作委员会副主任委员，中国中医药出版社《中医师承学堂》主编）

对于《伤寒杂病论》的临床研究，我一直在倡导"融会贯通"，即将"六经辨证""病性病位辨证（含脏腑经络辨证）""方证药证辨证"进行衔接，搭建起外感与内伤、"中医骨干教材"与"伤寒金匮课程"之间的桥梁。我也一直在呼吁"回归本证"，即将传统教材的六经"变证""疑似证"乃至"兼夹证"，全部回归、统一到"本证"，如被划为太阳病疑似证的十枣汤证，可直接回归本证阳明病等。下面，我就以自己的探索向各位专家同仁们求教。

谨守病机"三境界"：

六经大法——病性病位——方证药证

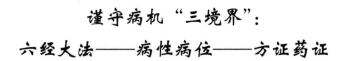

"北京四大名医"之孔伯华先生，既是公认的温病大家，亦是杰出的伤寒巨擘，堪称"伤寒温病融会贯通"的代表人物。孔伯华先生在《时斋医话》中，将伤寒温病进行融会：

病有千端，治法万变，莫不统寓于"六经"之中。

仲景所著《伤寒杂病论》不但是方法俱备之全书，而且法外有方，方外有法，统赅百病，是一切疾病辨证论治之总则。

叶天士之卫气营血辨证施治，乃说明温病之轻重浅深所表现之阶段有别，并非病邪之真入卫入气、入营入血也。吴鞠通之三焦分证，亦说明温病之轻重浅深，而并非病邪果真据于上焦、中焦、下焦之意。皆足以羽翼仲景者，此等处慎勿拘执。

我认为，孔伯华先生所云"六经"，已经包含、覆盖所有"病性病位"（乃至"方证药证"）而无遗漏。且看孔伯华先生如下论述：

《伤寒杂病论》一书所体现辨证论治理论，以及所收载方药，不仅将中医学历来之病因学说、脏腑学说、经络学说以及四诊两纲六要之辨证方法，统统联系起来，并且总结出汗、吐、下、和、温、清、补、消八种治疗方法，使中医学辨证施治的理论得到较完整的体现，时至今日，仍具有现实意义和良好疗效。当然，亦有受时代和一方之隅的局限及世态、居民有变等古今之异，倘不知有变，原方照搬，而出现古方今病之不相能者，是咎在后人而无关仲景也。

对于"北京四大名医"之孔伯华的学术思想，有多种解读，有人看到孔伯华"临床大家"的气度，有人看到孔伯华"温病学家"的风采。而在我眼中，则看到了孔伯华先生"伤寒温病融会贯通"的特质。

有人会说，中医的辨证论治，能够辨病性（虚实、寒热、气血津液）、辨病位（表里、上下、脏腑经络），就可以了。大多数教材不都这样讲么？倘若如此，那么六经、卫气营血等治病大法，还有什么存在的意义呢？在很多人眼中的以善治温病而闻名的孔伯华先生，为什么居然如此推崇六经大法呢？这的确值得我们深思。

王国维在《人间词话》里，谈到治学要经过三个境界。我认为，中医辨证在"谨守病机"的旗帜下，也可细分为这三个境界。

第一境界：昨夜西风凋碧树，独上高楼，望尽天涯路。[宏观辨证：六经大法]

第二境界：衣带渐宽终不悔，为伊消得人憔悴。[常规辨证：病性病位]

第三境界：众里寻他千百度，蓦然回首，那人却在，灯火阑珊处。[微观辨证：方证药证]

在中医临床中，常规辨证论治（病性病位）众所周知，各类中医教材都给出详细介绍。几乎所有的中医同仁，都会为"辨病性（八纲辨证、气血津液辨证、六淫辨证等）、辨病位（脏腑经络辨证等）"而"衣带渐宽"。

对于病性和病位，简单而言，又可各自一分为三，病性分为虚实、寒热、气血津液；病位分为表里、上下、脏腑经络。而病性具体分为阳气盛（实热、气滞），阴津血盛（实寒、水湿、痰、饮、食积、血瘀）；阳气虚（阳虚、气虚），阴津血虚（阴津虚、血虚），恰如一年四季之十二个月。

而对于辨证论治的两极——宏观辨证和微观辨证，则或许会有部分同仁不予重视。有人会说，辨出了病性、病位，不就是算是完成辨证任务了吗？

诚然，如果病性、病位清晰、典型，比如，单纯的血虚证、典型的气滞血瘀证，相应的方药自然"手到擒来"。然而，临床更多见的是虚实夹杂、寒热错杂、气血津液兼杂、表里同病、脏腑同病。此时，若要对病机有着更清晰、准确的把握，则要在"常规辨证"（病性病位）的基础上，给予宏观的整体洞察（独上高楼，望尽天涯路）；还要给予微观的一步到位（那人却在，灯火阑珊处）。

宏观辨证，是具有"治病大法"高度的辨证大法，当然前提是要能够兼容并包所有病性病位，但更重要的是，要能够"跳出"具体病机，能对错综复杂的常规病机进行宏观俯瞰。也就是说，要上升到治病大法的高度。

宏观辨证（六经大法）的境界是：昨夜西风凋碧树，独上高楼，望尽天涯路。

临床中的疾病多非纯实证或纯虚证，更多则为虚实错杂、虚实同病。此时，首先需要确定疾病的"大方向"（总体上偏于实还是偏于虚），比如，《方剂学》7版教材，把真武汤列入水湿证之类别。从水湿证的角度来看，虚实错杂的真武汤证，虽然有水湿证的实证，但"大方向"或者说总体而论并非实证而是虚证，为全身之里虚（即少阴）。不辨明大方向（即六经），则会发生根本的方向性错误。倘若看到真武汤证的水湿证而偏重攻邪利水，治"里实"而不顾及"里虚"之大方向，可能会出现严重的误治。当然，辨明六经的大方向，也要辨明精细的路径所在，即具体的病性和具体的病位。如真武汤证大方向为"全身之里虚（即少阴）"，又有水湿之实，治疗当治实不忘治虚，应"偏重补虚温阳，辅以利水渗湿"。真武汤证所谓"阳虚水泛"之病机，因果、主次关系为：阳虚为因、为本、为主，而水泛为果、为标、为次。因果主次不分，开口动手便错！

而微观辨证则是"病因、病机"的常见组合，直接以方证药证（乃至方证药证与方证药证的组合，如小柴胡汤加生石膏合吴茱萸汤）的形式，让医者"一步到位"，直接把握具体的病机。当然，目前教材中提及的常用方剂，并未完全覆盖所有的微观辨证，尚需我们补足"基本微观辨证"的"漏网之处"。

微观辨证（方证药证）的境界是：众里寻他千百度，蓦然回首，那人却在，灯火阑珊处。

其实，中医辨证三境界（六经大法、病位病性、方证药证），并无高低上下之分，也无先后顺序之别，三者乃是一体，只不过从不同入口"谨守病机"而已。

"表里虚实"定六经：
许叔微曰"伤寒治法，先要明表里虚实"

如何用"六经大法（宏观辨证）"来统摄所有"病性病位"（乃至方证药证）呢？这是伤寒学界的焦点问题。因为，对于六经的界定，不同的学术体系，有不同的界定方式。学术界比较主流的界定方式主要为两大类，一类是以病位（脏腑经络）界定六经，如太阳病为足太阳膀胱经、手太阳小肠经之病证；一类是以病性（表里虚实寒热）界定六经，如太阳病为表证。尽管这两类界定六经的方式很多时候可以兼容，但是也有很多时候两种方式完全无法兼容。

宋代伤寒大家许叔微"伤寒治法，先要明表里虚实，能明此四字，则仲景三百九十七法可坐而定也"之语，对我影响至深。现代伤寒温病大家孔伯华先生的如下论述，也在我心中留下深刻烙印。

《伤寒杂病论》之内容，主要为立六经提纲，分证候归类，亦即将病的证候分为太阳、阳明、少阳、太阴、少阴、厥阴六大类，便于辨证，决定治疗，如论中所指太阳病、阳明病之类，即此义耳。但仲景所称之病，实际乃证候之类群也，此皆《伤寒杂病论》之特点，为后世著作之所不能及者。

仲景之大法，据表、里、寒、热、虚、实以辨证论治者也。

基于此，我个人对六经如此界定：

表证［汗法］= 太阳病；

里实［泻法］= 阳明病、少阳病（简称阳明少阳病）；

里虚［补法］= 太阴病、少阴病（简称太阴少阴病）；

（里）虚实错杂［和法］= 少阳病、厥阴病（简称少阳厥阴病）。

如此而言，正如《道德经》所言"道生一，一生二，二生三，三生万物"。

表证、里实、里虚，这三者可以"等同"六经的全部。许叔微"伤寒治法，先要明表里虚实"之名言，按我的理解，可以具体落实到"表证、里实、里虚"，而且，这三者还能进行排列组合，可以"等同"六经排列组合的全部。

（里）虚实同病：里实 + 里虚 = 阳明少阳病 + 太阴少阴病；

表里同病：表证 + "里实或里虚" = "太阳病 + 阳明少阳病"，或"太阳病 + 太阴少阴病"。

五版《方剂学》教材，专门提出表里双解剂；胡悉恕专门提出少阴病"表阴证"。说明表里同病的两种类型是非常常见，应该作为一个治疗大法来对待。

注意：我所说的"里实"，是与"里虚"相对应的术语，即《中医基础理论》《中医诊断学》教材中所言"里实证"，是广义的里实。而有些教材（如《方剂学》）所言"里实"是狭义里实，特指"里实已结"，如称"治疗里实证的方剂，统称泻下剂"）。广义的里实，既包括里实已结（如承气汤证），也包括里实未结（如白虎汤证）。

有人肯定会对我的六经界定提出疑义：为什么你对少阳病，既归属"里实［泻法］"，又归属"虚实错杂［和法］"？

我的回答是：六经之中，唯独少阳病有双重属性。

少阳病，众所周知对应虚实错杂证，属于"和解治法"。

但是，在临床实践中，以小柴胡证为代表的少阳病，也常用于"病性为'纯实无虚'（阳气盛）、病位在半表半里（胸胁腔间、少阳经络）"的情况。所谓"半表半里少阳证"，我认为可理解为"在里"的特例，也就是说，病位："在里之孔窍"（口腔、咽喉、眼睛、耳朵、鼻子等通常所云"既不纯在表也不纯在里"，即成无己所谓"半表半里"）或"在里之少阳经"（胸胁、胁下、头侧等）。此时，小柴胡汤近似于"阳明病的特殊情况"，或者说，"纯实无虚"的少阳病，可以与"阳明病"并列，均属"里实"——正如太阴病与少阴病并列，均属"里虚"。

当然，小柴胡汤也与厥阴病并列，均属"里证之虚实错杂"的和解剂（少阳病偏实，厥阴病偏虚）。

如此而言，少阳病有"双重属性"。人们普遍关注小柴胡汤的"和解"之性，而有时候容易忽视小柴胡汤的"清热"作用和"解郁"之性。伤寒大家刘渡舟大声疾呼："人皆知小柴胡汤为和解少阳、疏利肝胆、通达表里而设，但对此方开郁调气、以利升降出入之机，则往往忽略不论"。刘渡舟在《小柴胡汤解郁功效例举》一文，从"开郁散火""开郁以通阳气"等方面论述"唯小柴胡汤之治气郁，纵横开阖，升降出入，无所不包。"

有人会说，您认为小柴胡汤证近似于"阳明病的特殊情况"，属"里实"，那么，小柴胡汤证的参、甘、枣，岂不是补药，既然用补药，则就反证小柴胡汤必有虚证，而不可能存在您所说的小柴胡汤证有时也可"纯实无虚"。

这一点，山东中医药大学姜建国教授提出："（《伤寒论》第）96 条论小柴胡汤证并无虚象，确属实证，为什么方中药配伍补益药？不虚而补，补益药并非为正虚而设，而是通过扶正以祛邪。"

如此而言，则少阳病有两个属性，一个针对"阳气盛"实证的清热（清泻实热）或理气之"清、消"属性；一个是针对虚实错杂的"和解"属性。所以，作为和解属性的少阳，类似于"少阳＋太阴"的组合。河北医科大学中医学院教授李士懋先生认为："少阳病的实质，是由少阳郁结与太阴脾虚两部分组成。"我认为，此时李老所指少阳，乃为和解属性的少阳。

综上所述，我把少阳病按两种属性分类，一种是刘渡舟先生所言"开郁散火"属性，放在与阳明病并列的"实证类"（清消）；一种是李士懋先生所言"少阳＋太阴"，放在与厥阴病并列的"虚实错杂类"（和解）。

比如说，黄芩汤属于"清消"类的少阳病，而不属于"和解类"的少阳病。而小柴胡汤，既属于"清消"类的少阳病（与阳明病并列），又属于"和解"类的少阳病（与厥阴病并列），还可属于"发汗"类的太阳病。—— 这有点类似于"伤寒第一方桂枝汤"：既属于"发汗"类的太阳病，又属于"补法"类的太阴病（与少阴病并列），还可属于"和解"类的太阳太阴同病。

此外，可能会让很多人大跌眼镜的是：有个别教材把小柴胡汤归入"表里双解"剂（《中成药学》，张的凤主编），甚至有个别教材把小柴胡汤归入"解表剂"（《方药学》，杨柏灿、文小平主编），而四川江尔逊先生曰小柴胡汤能治"虚人感冒"。

这说明什么？少阳病还可兼解表，甚至可以说少阳病还可兼为"太阳病之特殊情况"（如同纯实无虚的少阳病，可以作为"阳明病之特殊情况"）。如此而言，少阳既可以按照"太阳、阳明、少阳、太阴……"顺序排列，还可以按"太阳、少阳、阳明……"顺序排列。

言归正传，对于六经的界定，反映了一个伤寒学研究者深层的理论体系。所以我认为，任何一位伤寒学研究者，都要按照您的理论体系，对伤寒论所有方剂进行六经分类。如此，您的理论体系会通过具体的方剂得以清晰呈现。

太阳病［即"表证"，用"汗法"］

麻黄汤证

葛根汤证 *

桂枝汤证 *

桂枝加葛根汤证

桂枝麻黄各半汤证

桂枝二麻黄一汤证

阳明病［即"里实"用"泻法"］

栀子豉汤证

栀子甘草豉汤证

栀子生姜豉汤证

栀子厚朴汤证

枳实栀子豉汤证

麻黄杏仁甘草石膏汤证 *

白虎汤证

白虎加人参汤证

葛根芩连汤证

大黄黄连泻心汤证

白头翁汤证

桃核承气汤证

抵当汤证

抵当丸证

五苓散证

茯苓桂枝白术汤甘草证（苓桂术甘）

茯苓桂枝甘草大枣汤证（苓桂枣甘）

茯苓甘草汤证（苓桂姜甘）

桂枝去桂加茯苓白术汤证

牡蛎泽泻散证

茵陈蒿汤证

栀子柏皮汤证

猪苓汤证 *

吴茱萸汤证 **

小陷胸汤证

苦酒汤证

半夏散及汤证

调胃承气汤证

小承气汤证

大承气汤证

大陷胸汤证

大陷胸丸证

三物白散证

十枣汤证

瓜蒂散证

少阳病［特殊的"里实（阳气盛）"用"泻法"；或，"虚实错杂（偏于实）"用"和法"］

小柴胡汤证

柴胡加龙骨牡蛎汤证

黄芩汤证 *

四逆散证

甘草汤证

桔梗汤证

阳明＋少阳

黄芩汤证 **

黄芩加半夏生姜汤证

大柴胡汤证证

柴胡加芒硝汤证

太阴病、少阴病（即"里虚"，用"补法"）

太阴病（脾之中焦）

桂枝汤证 **

桂枝甘草汤证

桂枝甘草龙骨牡蛎汤证

桂枝去芍药加蜀漆牡蛎龙骨救逆汤证

桂枝加桂汤证

桂枝去芍药证

桂枝去芍药加附子汤证

理中丸证

厚朴生姜半夏甘草人参汤证 *

小建中汤证

桂枝新加汤

甘草干姜汤证

芍药甘草汤证

猪肤汤证

吴茱萸汤证 *

少阴病（心肾之全身）

四逆汤证

通脉四逆汤证

白通汤证

白通加猪胆汁汤证

附子汤证

真武汤证

桃花汤证

炙甘草汤证

干姜附子汤证

茯苓四逆汤证

赤石脂余禹粮汤证

通脉四逆加猪胆汁汤证

四逆加人参汤证

黄连阿胶汤证 *

猪苓汤 **

桂枝附子汤证

白术附子汤证

甘草附子汤证

太阴 + 少阴

芍药甘草附子汤证

桂枝加附子汤证 **

厥阴病（即"虚实错杂"，用"和法"）

栀子干姜汤证

黄连汤

半夏泻心汤证

生姜泻心汤证

甘草泻心汤证

柴胡桂枝干姜汤证

乌梅丸证

干姜黄芩黄连人参汤证

麻黄升麻汤证

猪苓汤证 ***

黄连阿胶汤证 **

厚朴生姜半夏甘草人参汤证 **

当归四逆汤证

当归四逆加吴茱萸生姜汤证

虚实同病（即"阳明或少阳＋太阴或少阴"）

旋覆代赭汤证

麻子仁丸证

竹叶石膏汤证

附子泻心汤证

桂枝加芍药汤

桂枝加大黄汤

表里同病

太阳＋阳明或少阳

桂枝加厚朴杏子汤证

大青龙汤证

小青龙汤证

麻黄连轺赤小豆汤证

葛根汤证 **

葛根加半夏汤证

桂枝二越婢一汤证

麻黄杏仁甘草石膏汤证 **

柴胡桂枝汤证

太阳＋太阴或少阴

桂枝汤 ***

桂枝人参汤证

麻黄细辛附子汤证

麻黄附子甘草汤证

桂枝加附子汤证 *

注： 标"*""**""***"之方剂，为有多种六经归属，"*"为第一种归属，"**"为第二种归属，"***"为第三种归属。

最后，有人肯定会提出这样的问题：

"虚实错杂"（少阳病、厥阴病）与"虚实同病"（阳明少阳病＋太阴少阴病），属于同一类别，你为什么特意用两个术语命名呢？难道不能合二为一吗？

请允许我打个比喻，就像"铁道部"（虚实错杂）曾长期作为一个单独部委，而和"交通部"（虚实同病）平行并列一样。铁道交通虽然也可以说属于交通的大范围吗？但因为铁道交通太过特殊、太过重要，所以需要单独建制为铁道部（虚实错杂），而不属于交通部（虚实同病）的管辖。

少阳病和厥阴病作为"虚实错杂"证，其病机属于"两难关系"——换言之，倘若治疗普通的"虚实同病"证，单用治实或单用治虚之法，或许可以取得一定的疗效。而倘若治疗特殊的"虚实错杂"证即少阳病、厥阴病，倘若单用治实或单用治虚之法，则不但不能取得一定的疗效，还往往导致病情因为顾此失彼而有所加重。基于这种临床现况，我们才必须把"虚实错杂"（少阳病、厥阴病），从普通的"虚实同病"（阳明少阴病＋太阴少阴病）中"单列"出来，并语重心长地突出一个"错"字，给临床者一个特别的警醒：意思是，如果稍不小心，就容易酿成大错！